Tolmezzo 28. 03. 2018

Pubblicazione realizzata con il sostegno del

 Comune di Cavazzo Carnico

 Comune di Clauzetto

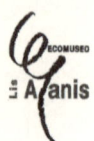 Ecomuseo Lis Aganis

 Comune di Resia

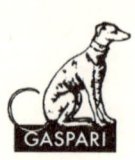

Emanuele Facchin

EROI SENZA VITTORIA

La battaglia di Pradis

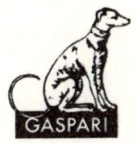

GASPARI

Un sentito ringraziamento ai miei lettori.
Il vostro affetto e la vostra stima mi hanno commosso
e spronato.

Emanuele

Inquadramento storico

Il 4 Novembre 1917 l'attacco congiunto degli eserciti Austriaco e Tedesco, operazione denominata *Waffen Treue* "patto d'armi", ma noto in Italia con il nome di "disfatta di Caporetto", è in pieno svolgimento.

I reparti italiani sul Carso e sulla linea dell'Isonzo hanno subito un tracollo inaspettato, molti si sono ritirati disordinatamente oltre il Tagliamento, alcuni stanno oltrepassando il Piave per cercare di riorganizzarsi e impedire agli eserciti invasori di penetrare ancora più profondamente sul suolo italico.

Il comando dell'Esercito Italiano è preso di mira dalle critiche degli alleati. Inglesi e francesi si dichiararono disposti ad aiutare l'esercito italiano, a patto che il Re d'Italia provveda alla sostituzione del generale Cadorna: il pericolo di un'invasione è stato sottostimato, commentano gli alleati, e il ritiro è stato malamente gestito. Critiche che il generale Cadorna cerca di confutare scaricando la responsabilità della disfatta allo scarso onore dimostrato dagli uomini della II Armata come si può vedere dal bollettino del 28 ottobre 1917:

La mancata resistenza di reparti della II Armata vilmente ritiratisi senza combattere, o ignominiosamente arresisi al nemico, ha permesso alle forze austro germaniche di rompere la nostra ala sinistra sulla fronte Giulia. Gli sforzi valorosi delle altre truppe non sono riusciti ad impedire all'avversario di penetrare nel sacro suolo della Patria. La nostra linea si ripiega secondo il piano stabilito. I magazzini ed i depositi dei paesi sgombrati sono stati distrutti. Il valore dimostrato dai nostri soldati in tante memorabili battaglie combattute e vinte durante due anni e mezzo di guerra, dà affidamento al Comando Supremo che anche questa volta l'esercito, al quale sono affidati l'onore e la salvezza del Paese, saprà compiere il suo dovere.

Il comunicato, pubblicato sui giornali del 29 ottobre, viene accompagnato dall'ordine di fucilazione sommaria dei soldati italiani allo sbando, ufficiali compresi. Numerose esecuzioni senza processo vengono ordinate in quei giorni, sia sul campo, in procinto della ritirata, sia sui ponti del Tagliamento.

Nel frattempo, nella porzione montana del Friuli Venezia Giulia, e per la precisione nella Val d'Arzino, un'intera divisione dell'esercito italiano rischia di essere accerchiata dai reparti tedeschi che si apprestano a oltrepassare il Tagliamento nei pressi di San Daniele. La 63ª divisione, giunta il 26 ottobre per rallentare il nemico, ha sostato presso il lago di Cavazzo supportando l'azione di difesa dei 280 artiglieri del forte sul monte Festa, quindi, scoprendo che la via per Osoppo era chiusa, ha dovuto salire tra le montagne, e sta cercando una via praticabile per riunirsi all'Esercito Italiano.

Premessa

Ho la convinzione che a volte ci accada di incontrare delle storie che ci toccano in maniera speciale. Io le chiamo "piacevoli aderenze". Sono narrazioni che passeggiano assieme a noi per un determinato periodo, breve o lungo, e che definisco piacevoli, pur sapendo che a volte possono essere pungenti e dolorose.

Da queste storie possiamo capire qualche cosa di noi, come siamo fatti o dove vogliamo andare; e se le ascoltiamo con attenzione, possiamo anche capire qualche cosa del mondo che ci circonda. Non tutto ovviamente, solo delle ipotesi, delle pennellate libere, e tutto questo perché in fin dei conti il mondo che ci circonda è fatto di storie.

Avevo da poco superato la soglia dei trent'anni quando incontrai una di quelle storie – anche se tutt'ora non capisco se fui io ad incontrarla o se fu lei a venire a cercarmi. Era ambientata sul monte Festa, una bassa altura prospiciente il lago di Cavazzo, e raccontava di 280 uomini che si erano opposti ad un esercito invasore con quasi solo la forza di volontà. Quella storia parlava del coraggio e del sacrificio di chi combatteva senza alcun vantaggio personale, solo per permettere ad altri di fuggire, ma oltre a questo parlava di accerchiamento, una sensazione che – ora me ne rendo conto – mi sentivo addosso.

Approfondendo il fatto storico scoprii che quella vicenda mi veniva offerta su un piatto d'argento, in quanto c'era la ristampa, realizzata dalla cooperativa Pavees nel 1998, di un volume pubblicato da Antonio Faleschini nel 1926 *La difesa di Monte Festa*, contenente il diario del capitano Riccardo Noël Winderling. Un ingegnere milanese e ufficiale di complemento che era stato mandato a comandare il Forte nei giorni successivi alla battaglia di Caporetto il 24 ottobre 1917. Tecnicamente potrei dire che c'era già il soggetto, dovevo solo trasformarlo in un romanzo, eppure tutt'ora mi sorprendo di quanto fu complesso, faticoso e coinvolgente, tradurre quelle poche facciate in un libro intero; di quanto crebbero i personaggi, nello svilupparsi della vicenda, e quanta parte di me fecero propria, come io feci mia una parte di loro.

Estratto da *La difesa del Monte Festa* di Antonio Faleschini.

I giorni 26, 27, 28, 29, vengono attivamente impiegati in addestramento della truppa al maneggio dei pezzi, nel ricupero da Amaro, a mezzo teleferica di un altro migliaio di colpi da 149, nell'organizzazione degli osservatori, nella preparazione di dati di tiro sugli obiettivi più importanti, nella distribuzione di tutti gli altri servizi. Bufere di pioggia, vento, nevischio ostacolano fortemente queste operazioni. Si richiedono al Comando di Artiglieria del XII Corpo d'Armata i mezzi adatti a riparare almeno in parte alle deficienze del forte. il giorno 27 sera il Comando d'Artiglieria del XII Corpo d'Armata conferma: D'ordine del Comando Supremo il forte di Monte Festa dev'essere messo subito in istato di efficienza: resistere se attaccato. Hanno pertanto valore a questo riguardo le prescrizioni sancite dal regolamento del servizio di guerra, parag. 52 e seguenti. Sono persuaso – aggiungeva il Comandante d'Artiglieria del XII corpo d'Armata, generale Sacchero, al capitano Winderling – che Ella pienamente conscia dei doveri che dalla autorità derivano, saprà a tali prescrizioni uniformare la sua condotta. Il cap. Winderling rispondeva per fonogramma in questi precisi termini: Perfettamente conscio dei miei doveri assumo tutte le responsabilità del caso. […]

30 ottobre
Il 30 Ottobre alle ore 10.50, appena avuta comunicazione dall'osservatorio di forcella Amariana che i ponti di stazione per la Carnia e Tol-

mezzo sono stati fatti saltare dalle nostre truppe ripieganti e che il nemico sta concentrandosi a stazione per la Carnia, il forte apre il fuoco in base ai dati teorici di tiro, essendo il tiro diretto impedito tuttora dalla nebbia.

Obiettivi principali sono Stazione per la Carnia, il ponte sul Fella, il ponte di Tolmezzo, la stretta di Sompave e La Maina. Col ripiegamento delle nostre truppe sulla destra del Tagliamento, il forte viene a trovarsi in primissima linea. La 26ª, la 36ª e la 63ª Divisione sono schierate ai fianchi e a tergo. Ad Alesso prende quartiere il Comando della 63ª che si pone in comunicazione col forte. Ad esso il forte ripete le richieste già precedentemente dirette al Comando del XII Corpo d'Armata. [...]

1° novembre

Continuano i tiri di interdizione sui bersagli più importanti. L'osservatorio di forcella Amariana è stato sequestrato dal nemico. Non rimane che l'osservatorio di S.Simeone. Una colonna nemica di circa trecento uomini e carriaggi, diretta verso Tolmezzo, viene presa d'infilata dal fuoco del forte, decimata, dispersa.

2 Novembre

Durante la notte sulla riva sinistra del Tagliamento, all'altezza di Amaro, il nemico ha iniziato ad accumulare materiali coll'intento di gettare un ponte. L'artiglieria del forte lo impedisce. L'invasore e i reparti di retroguardia italiani si sono incontrati presso Buia-Osoppo-Maiano. Il Comando della 63ª divisione alle ore 9.30 comunica per eliogramma: Avverto che nemico pronuncia attacco ponte Braulins e sembra che artiglieria nemica sia appostata ad Osoppo. Procuri individuarla e batterla. [...] Dallo stesso Comando giunge un foglio riservatissimo nel quale si preannuncia probabile la ritirata della Divisione da Alesso attraverso la forcella Armentaria verso S. Francesco.

3 Novembre

Il nemico durante la notte ha riattato con armature di legname il ponte sul Fella. Il forte tiene questo ponte e il costruendo di Amaro sotto il suo fuoco. Il comando della 63ᵃ Divisione chiede fuoco attivo su tutta la zona battuta dal forte, onde impedire che il nemico eserciti pressione nell'imminenza del ripiegamento.

4 Novembre

Nella notte arrivano al forte, inviati dal Comando della 63ᵃ Divisione, 25 soldati del 280° fanteria, guidati dall'Aspirante Santini Luigi. Vengono distribuiti parte alla selletta d'Agar sul ciglio del forte che domina Stazione per la Carnia, e parte occupati a preparare piazzole in vari punti del forte, onde prontamente spostare dall'uno all'altro l'unica mitragliatrice. […] Il nemico ha aperto il fuoco sul forte con pezzi da 105 appostati dietro il Sompavé ed ha continuato tutto il pomeriggio il bombardamento. La 63ᵃ Divisione ripiega per forcella Armentaria, mentre il forte la protegge con tiro di interdizione dinanzi alla piana di Alesso. Anche la 36ᵃ e 26ᵃ hanno ripiegato. Il forte rimane completamente isolato, unico avanzo di armi italiane su tutta la linea del Tagliamento.

5 Novembre

Gli avvenimenti incalzano. Il forte è completamente circondato e battuto anche da tergo da artiglierie appostate presso l'estremità sud del lago di Cavazzo. Aeroplani nemici sorvolano la posizione a bassa quota. I proiettili scarseggiano. La cerchia nemica si stringe. Durante la notte un primo attacco sferrato sul lato orientale della posizione nei pressi della batteria 75A viene prontamente respinto, facendo intervenire da quel lato i pochi fucili e la mitragliatrice, la quale però funziona a scatti.

6 Novembre

I pochi soldati non occupati al servizio dei pezzi vengono spostati continuamente con i fucili e con la mitragliatrice nei vari punti dominanti, per impedire che il nemico si accorga delle irrisorie risorse difensive del forte. Verso le ore 9 un secondo attacco si pronuncia sul ciglio occidentale dominante il lago di Cavazzo. […], si concentra sull'assalitore il tiro dei fucili e della mitragliatrice. Ma questa si inceppa definitivamente.

Si pone mano all'ultima rudimentale risorsa : blocchi di roccia vengono spinti sul ciglio della posizione e rotolati giù per il pendio, lungo il quale salgono gli attaccanti. Il gruppo nemico più prossimo al forte si indugia, s'arresta, innalza bandiera bianca. Il tenente Tomei con altri due soldati viene mandato incontro ai parlamentari, che, bendati, sono introdotti al forte nell'ufficio del Comandante. Sono tre: un ufficiale della Sturmtruppe (truppa d'assalto) e due soldati. L'ufficiale reca un foglio del Comando della X Armata Austriaca che dice laconicamente: "Al Regio Presidio Italiano di Monte Festa. Siete circondato da ogni parte ed invitato ad arrendervi. Il nostro parlamentare è atteso per le ore 11." Il Capitano Winderling fa offrire ai parlamentari una lauta colazione, che li convinca delle larghe risorse in viveri del forte ed intanto raduna tutti gli ufficiali a consiglio. "Naturalmente, egli dice, la risposta non può essere che negativa; ma occorre poter disporre di qualche ora per consumare le ultime munizioni ed inutilizzare le opere prima che cadano in mano al nemico, che certamente risponderà al nostro rifiuto con un attacco a fondo". [...]

Il comandante redige la risposta in termini altrettanto laconici: "Al Comando della Imperial Regia X Armata Austriaca. Al foglio di Codesto Comando chiedente la resa del forte, inviatomi stamane a mezzo parlamentare, ho l'onore di rispondere negativamente" e la consegna al parlamentare in busta chiusa senza comunicargli il contenuto. "Affinché voi possiate, egli dice all'ufficiale austriaco, recapitare questo foglio senza essere colpito dalle artiglierie del forte, ditemi quale direzione prenderete per raggiungere il vostro Comando ed io eviterò di tirare sul vostro cammino, a meno che non mi vi si presentino bersagli particolarmente importanti". L'ufficiale risponde di doversi dirigere a Tolmezzo, ove ha sede il Comando a cui il foglio è diretto.

L'informazione è preziosa! I parlamentari vengono nuovamente bendati ed accompagnati fuori dal forte. Essi si vedono poi scendere rapidamente lungo la strada per la quale erano saliti ; ad essi si unisce una parte degli assalitori; un'altra parte rimane in attesa fra le rocce e la boscaglia. Il comandante raduna allora tutto il presidio "Il forte, egli

11

dice, ha assolto il proprio compito, da oltre due giorni le truppe della 26ᵃ, 36ᵃ e 63ᵃ Divisione si sono ritirate protette dal nostro fuoco. Il nemico ci ha circondati completamente. Oggi ho risposto negativamente in nome di tutto il presidio alla sua intimazione di resa. Le nostre artiglierie, esaurite tutte le munizioni, saranno fatte saltare all'imbrunire, affinché non cadano in istato di efficienza in mano all'invasore. Dopodiché sarà tentata la fuoriuscita, nella speranza di ricongiungerci al nostro esercito in ritirata. Preferisco questo tentativo all'attesa passiva sulle macerie del nostro forte inutilizzato. se ognuno di voi fosse armato direi a tutti: seguitemi!

Ma poiché quasi tutti siete inermi, vi dico: coloro che si sentono ancora abbastanza validi per arrischiare con me nuove fatiche, nuovi pericoli, coloro che si sentono di gettarsi a corpo morto contro la cerchia nemica piuttosto che arrendersi su questa vetta, dalla quale in questi giorni contendemmo il passo alle truppe dell'invasore, coloro soltanto mi seguano. Alle 18 lasceremo il forte. Gli altri saranno all'atto della nostra fuoriuscita prosciolti dall'obbligo dell'obbedienza e quindi non più considerati come facenti parte del forte, ma come semplici individui isolati. Faccio quindi ad essi assoluto divieto di innalzare sul forte bandiera bianca, giacché il presidio del forte, come ripeto, non si arrende ma tenta la fuoriuscita ed il nemico, ponendo domani il piede su questa vetta, non troverà che macerie e uomini inermi, ossia solamente gli avanzi di ciò che fu il Forte di Monte Festa". Metà presidio, ossia 100 uomini si dichiararono pronti a seguire il Comandante. gli altri, esausti dalle fatiche, ammalati o feriti, rimangono affidati alle cure del Tenente Medico Del Duca. Il fuoco d'artiglieria, sospeso durante la presenza al forte dei parlamentari, viene ora ripreso rabbiosamente colle ultime munizioni, pur evitando per alcun tempo di battere la strada che da Somplago conduce a Tolmezzo. Frattanto il Comandante prende con sé tutto il carteggio del forte d impartisce istruzioni al Tenente Mingardi per la distruzione dei documenti di tiro che interessa non lasciar cadere in mano nemica, ed al maresciallo Segato per il confezionamento delle

cariche destinate a far esplodere i pezzi delle due batterie da 149.
Uno degli ultimi colpi della batteria da 149A. colpisce in pieno il
deposito di munizioni di Tolmezzo, facendolo esplodere. Alle ore 18 il
tenente Paradiso riceve dal comandante l'ordine di inutilizzare i suoi
pezzi da 75A., precipitando gli otturatori giù per il pendio, il tenente
Ferrari di dar fuoco alle micce dei pezzi da 149G. mentre il coman-
dante stesso col maresciallo Segato danno fuoco a quelle dei pezzi da
149A. Il presidio è ricoverato a ridosso della caserma. Gli otto rombi
si susseguono ritmati e dilanianti. È l'urlo del forte ferito a morte!

Subito dopo si inizia la fuoriuscita. [...] Il comandante intende
condurre la colonna verso la parte paludosa e meno profonda del lago
di Cavazzo, nei pressi di Somplago, per guadarla e gettarsi all'opposta
catena di montagne; ma arrivati alle falde del Festa, mentre egli sta
orientandosi ed ispezionando il terreno, avanzando tra la oscurità, si
odono grida di "chi va là" seguiti da fuoco di fucileria. Il comandante
comprende di essersi inoltrato troppo verso il paese di Somplago, centro
delle truppe accerchianti e richiama verso sud il grosso della colonna.
Ma lo scompiglio è già avvenuto. I soldati nemici si sono confusi con i
nostri. Attraverso una breve scaramuccia solo il Capitano Winderling
col ten. Tomei, il maresciallo Fidenzoni, un sergente e tre soldati rie-
scono ad oltrepassare la cerchia, guadare la palude e gettarsi all'opposta
catena di montagne. Il grosso della colonna rimane prigioniero.

Quell'ufficiale e i quei soldati mi hanno accompagnato per tutta la stesura del romanzo *Eroi senza vittoria – La difesa del monte Festa*, e anche ora, nel silenzio di una passeggiata, oppure quando percepisco di nuovo quella sensazione d'essere accerchiato, li ritrovo accanto a me che commentano sornioni i miei pensieri: sanno darmi la giusta dimensione delle "cose della vita".

Ma svolgendo le ricerche storiche per scrivere con competenza di quei soldati, mi accorsi che la vicenda non poteva circoscriversi al solo monte Festa. C'erano altre storie lì accanto, collegate in un'unica linea che per onestà intellettuale avrei dovuto raccontare: Da dove erano arrivati i tedeschi? Quale strada avevano percorso prima di giungere sul monte Festa?

Scoprii così le vicende che ho inserito nel secondo romanzo *Eroi senza vittoria – La battaglia di Resia*. Un romanzo in cui potei essere libero di raccontare quello che più mi garbava, in quanto le vicende, svolgendosi su un'intera vallata a differenza dello stretto recinto di un forte, potevano essere suddivise, spezzettate e ricomposte in maniera tale da descrivere un quadro più personale di quanto ero riuscito a fare con le vicende del monte Festa.

Andai perciò alla ricerca dell'origine del coraggio di cui avevo scritto nel primo romanzo, perché volevo comprendere da dove nasceva quell'impeto e perché la sua "applicazione" conducesse così spesso al sacrificio.

Presi una squadra di soldati poco inclini a rispettare le regole, mi pareva ingiusto descrivere tutti quegli uomini come eroi senza macchia. Volevo sporcarli un po' di sangue, volevo togliere loro una parte di quella nobiltà d'animo che nel primo libro avevo lasciato. Non era solo perché li volevo più umani, li volevo proprio più sporchi, inadatti a divenire degli eroi. Nonostante questo, man mano che il libro procedeva, venne fuori che avevano anch'essi un cuore, colmo di altruismo ed empatia, le uniche qualità propedeutiche all'eroismo, tanto che alla fine non riuscii ad evitare che si immolassero anche loro per la causa: una scelta drammatica che sorprese anche me. Accanto a loro piazzai un tenentino delle comunicazioni, il tenente Michelangelo Torretta, uno specialista di quelle che allora erano le nuove tecnologie, un tecnico poco avvezzo alla battaglia. Un po' quello che siamo tutti noi (che fortunatamente non conosciamo la guerra).

Non capii, allora, perché avevo inserito quel personaggio. Non fece altro che assistere al gesto d'eroismo dei suoi compagni, e infatti per tutto il libro continuai a farmi delle domande su di lui: Cosa deve aver provato vedendo altri che si sacrificavano? Può aver pensato "meglio loro che io"? Cosa può aver pensato, vedendo convivere la bieca convenienza e l'eroismo più puro?

Questa domanda assieme alla seconda parte del diario di Winderling, riguardante il destino dei sette uomini che sfuggirono alla cattura dopo l'uscita dal forte sul monte Festa, sono le le linee che non si sono chiuse in questi due primi romanzi. Delle domande che chiedevano di ricevere delle risposte.

Quelle risposte le troverete in questo libro: *Eroi senza vittoria – La battaglia di Pradis*.

Come nei precedenti romanzi i fatti sono tratti dalle ricerche degli storici che a loro volta si basano su documenti. Certo, non tutto, e appunto per questo ho provveduto a utilizzare il corsivo per le parole che ho preso di sana pianta dai saggi storici e ho inserito una nota con il riferimento bibliografico accanto ai nomi dei caduti che ho scelto di inserire nella narrazione. Molti caduti ovviamente non sono citati, ma spero che i pochi che ho inserito siano rappresentativi dei molti che ho escluso.

Ogni tanto ho la sensazione che in Friuli Venezia Giulia, e più in generale nelle regioni del Nord-Est, si possano ancora sentire le parole e i lamenti di due guerre mondiali. Quando, facendo abbastanza silenzio, sento quelle voci, capisco che i morti parlano tutti la stessa lingua e imparo a non desiderare altre guerre.

Quelle voci, più di ogni altra cosa, mi hanno spinto a scrivere di queste vicende.

Gruppo Alliney all'attacco – 4 Novembre 1917

«Alpini!» ingiunse perentorio.[1]

Era la notte tra il 4 e 5 novembre 1917, e il colonnello Emilio Alliney, stretto e impettito nella sua divisa, stava arringando la truppa per spingerli all'azione. I soldati portavano il peso di notti insonni e chilometri di marcia, eppure, ritti nel vento come pali piantati a terra, ascoltavano orgogliosi le istruzioni per la battaglia che li attendeva.

«È giunta l'ora più alta della vostra vita» tuonò l'ufficiale, «il vostro cuore è affranto per il tragico spettacolo cui da giorni assistiamo senza potere, con le nostre forze, evitarlo o ritardarlo».

Poco dietro le file dei soldati, il bosco gemette piegandosi al vento, e nel cielo le nubi al galoppo velarono la luna crescente.

«Ora basta! Questo spettacolo angoscioso deve cessare per le vostre mani, per il vostro cuore. Nessuno di voi deve tornare in Italia vinto. Stanotte o domattina tenteremo l'ultimo colpo decisivo. Dobbiamo sfondare su Cornino e rigettare il nemico sulla riva sinistra del fiume».

L'immagine del nemico in fuga si addensò nelle fantasie di quei soldati che si figurarono gli elmetti dei tedeschi ciondolare alla rinfusa sulla sabbia del Tagliamento.

«Nostra arma sarà per poco ancora il fucile: dobbiamo gettarci su questi barbari, che han bruciato le vostre case e offese le vostre donne, colle baionette, colle unghie, coi denti; nessuno dei miei alpini deve tornare indietro. Nel nome d'Italia, di Savoia, delle vostre madri e delle vostre sorelle, io vi benedico e avanti».

A quell'invito i soldati abbandonarono pastrani e coperte, badando solo agli armamenti e a quanto fosse loro necessario per ottenere una morte onorevole. Affilarono le unghie e i denti per azzannare il nemico alla giugulare, pronti a strappargli l'ultimo alito di vita inacidito dalla guerra. In silenzio, operosi come formiche, si mossero decisi a innaffiare quei boschi con il loro sangue. E il colonnello Alliney li osservò fiero; li vide sciogliere le righe e ricompattarsi in piccoli gruppi. Li studiò mentre si allontanavano, e vide le loro spalle tremare nel vento, ma non per il freddo, disse a se stesso, bensì per il troppo coraggio, ne avevano talmente tanto dentro che premeva per uscire.

«Colonnello», lo chiamò il tenente Torretta avvicinandosi all'altana naturale da cui aveva parlato ai suoi uomini.

Alliney si voltò fissandolo gelido.

«Il colonnello Puglioli le manda a dire che terrà la posizione» riferì Michelangelo.

Alliney mosse il capo in segno di diniego, dopo essersi intestato il comando dei suoi uomini, Puglioli ora cercava di dargli a bere che restare fermi fosse un po' come "tenere la posizione".

«Ho capito tenente, ne terrò conto» rispose.

Torretta si volse brusco, come per avviarsi a riportare la risposta al Puglioli; poi si chiese se ci fosse bisogno di farlo, visto che con tutta probabilità il comandante della brigata *Lombardia* sperava di non vederlo più.

Il colonnello brigadiere Puglioli si era incontrato con Alliney solo poche ore prima sul far della notte. L'intrepido difensore della Val Resia – così Puglioli aveva definito il colonnello Alliney – era stato impiegato dal generale Rocca quale colonna sinistra dello schieramento; un ruolo di difesa e attacco che doveva permettere al grosso delle forze, rappresentato proprio dalla 63ª e dagli ultimi reparti della Carnia filtrati attraverso Verzegnis, di proseguire la marcia verso il ripiegante esercito italiano. In particolare la mobilità ed efficacia dimostrata dal gruppo Alliney era stata impiegata per rintuzzare il nemico in risalita dalla pianura, in maniera tale che lo sbocco di Clauzetto rimanesse aperto sulla pianura friulana. Eseguendo tale l'ordine, il colonnello Alliney era giunto sulla Forchia, una località a Nord del monte Prat, trovandovi inaspettatamente la brigata *Lombardia* e il suo comandante, il colonnello brigadiere Puglioli che, informato da Alliney degli ordini ricevuti, e superiore a questi per età e grado, aveva deciso di assumere amministrativamente il comando delle truppe del gruppo Alliney, pur lasciando che proseguisse nella sua missione.

In futuro avrebbe potuto vantarne i successi, aveva subito pensato Torretta, perciò no, era certo che non fosse necessario ritornare alla brigata *Lombardia*, anzi Puglioli stesso non avrebbe gradito rivederlo, quindi continuò con passo leggero fino al gabbiotto delle comunicazioni che aveva allestito con i pochi cavi raccattati durante la ritirata.

I due soldati che componevano lo striminzito reparto trasmissioni del gruppo, e che perciò erano stati posti sotto il suo diretto comando, lo accolsero che erano appena rientrati dall'adunata. Michelangelo notò i loro occhi: brillavano ancora per le parole di Alliney. I loro volti erano carichi d'entusiasmo, gonfi di astio e di coraggio, in una parola erano pronti alla battaglia, erano pronti ad eseguire gli ordini di Alliney, erano desiderosi di azzannare il nemico.

In quell'istante si sorprese a pensarlo odioso, quel suo colonnello, si sorprese a tal punto che portò la mano alla bocca come per trattenere un pensiero che premeva sulle labbra: «Me li ammazzerà anche questi» disse a bassa voce. Una frase ruvida, pronunciata più a se stesso che per essere ascoltata. E a quell'affermazione nella sua mente ne fece eco un'altra, con un timbro da operetta: "e t'ammazzerà pure te, questa guerra".

La precisazione invece di prostrarlo lo rinvigorì: "certo, ammazzerà pure me questa guerra", pensò, "come tutti": militari, civili, soldataglia, generali e giovani ufficiali come il tenente Graberi. Siamo già morti ed è giusto così, l'unica cosa da fare a questo punto è morire! Precipitare, esplodere, fracassarsi.

A quel pensiero brillarono gli occhi pure a lui, come quelli dei suoi soldati. I suoi però s'erano velati di lacrime che non osavano uscire. Non c'era alcun senso, si mise a pensare, e d'altronde come poteva essercene in guerra. Una guerra assurda, sporca, infangata; in una guerra così c'era solo da perderci la vita e la speranza.

«Tenente, tutto bene» gli disse Rossi, il più giovane dei suoi soldati.

Torretta annuì sovrappensiero, poi cercò di scacciare quelle considerazioni che gli impedivano di muoversi; la cosa peggiore che poteva fare ad un soldatino appena arrivato al fronte, era lasciarsi bloccare dalla paura. Che bell'esempio che stava dando.

Raccolse i due rotoli di cavi che aveva deciso di portare con sé, casomai fosse stato necessario allestire un nuovo punto di trasmissioni. Afferrò alcuni ricambi di valvole infilandoli nel tascapane, un set di attrezzi fissandoli alla cintura e la grossa radio portatile che aveva ottenuto in affidamento dalle trasmissioni della 63ª. Sistemò le cinghie della custodia quindi, mentre aiutava il soldato Claud a caricarsela sulle spalle, gli venne in mente l'espressione seria del tenente Graberi.

L'immagine dell'amico gli si presentò colma di rimprovero, lo osservava serio, mentre degli schizzi di sangue cominciavano a coprirgli il viso.

Assieme al volto di Graberi emersero dall'ombra anche le espressioni di De Felice, Zago, Contin degli altri che si erano sacrificati in Val Resia. "Si erano offerti volontari, senza pensarci troppo", pensò Torretta, per salvare la vita di altri ragazzi, altri soldati; "come poteva pensare che tutto questo non avesse un senso? Che diritto aveva lui, di deridere l'eroismo di quegli uomini?".

In quell'istante Claud dondolò pericolosamente sotto il peso della radio e il giovane collega si precipitò ad aiutarlo. Il gesto attirò la sua attenzione facendo svanire l'immagine di Graberi e degli altri. La scena, in quell'istante, assunse i colori vividi di un raggio di sole che penetra nel bosco.

Si avvicinò ai due soldati che gli parvero due bambini. Li osservò mentre si aiutavano reciprocamente, e si sorprese di intravedere la paura in quegli occhi che poco prima gli erano sembrati quelli di due lupi affamati.

«Forza!» disse, come per rincuorarli. Ma si chiese lui per primo se fosse in grado di trovarla, quella forza.

Se c'era mai stata, e se dovessero averla tutti, almeno in fondo al cuore.

Gruppo Alliney all'attacco – 5 Novembre 1917

L'imperativo era stato di procedere in assoluto silenzio, «non si devono nemmeno accorgere che esistiamo», aveva insistito Alliney, «agiremo come lupi nella notte», aveva aggiunto con un'enfasi che non gli era solita, e così l'intero gruppo Alliney si era avviato in direzione di Forgaria attraversando i boschi in mezzo a grovigli di rovi e cespugli.

Erano determinati ad assalire le avanguardie nemiche fin dentro il paese, vicolo per vicolo e casa per casa, finché non avessero avuto la certezza che la via era libera. Quando però giunsero alla quota che sino ad allora aveva nascosto ai loro occhi la pianura, scoprirono la profondità delle ferite che quell'invasione stava provocando nella vita dei friulani. Gli incendi, appiccati alle case dei piccoli borghi agricoli, rilucevano solitari nell'aurora, e dai roghi i fili di fumo s'alzavano intrecciandosi sotto le nuvole grigie che in lontananza chiudevano l'orizzonte: il morbo della ritirata macchiava di pustole arrossate l'immobile pianura friulana.

Il triste spettacolo li fece ammutolire, prostrando loro il morale proprio quando avrebbero dovuto lanciarsi all'attacco. Alliney se ne accorse subito e preferì attendere; avrebbe eventualmente fatto leva sulla rabbia.

Nel mentre li raggiunse di gran carriera il comandante del *Val Ellero*. Aveva saputo da un maggiore della brigata *Lombardia* che i ponti sull'Arzino a valle di Pielungo erano stati fatti saltare alcune ore prima, segno che le truppe italiane oramai si ritiravano.

Alliney comprese subito che la situazione era assai differente da come se l'era immaginata. Si era mosso pensando di incontrate e colpire le avanguardie dei reparti tedeschi. Il suo compito, e quello dei suoi uomini, era quello di far in modo che al nemico fosse impedito di organizzarsi permettendo così alla 63ª Divisione del generale Rocca di scendere per la Val d'Arzino e riunirsi con l'esercito italiano.

Invece se i ponti erano stati fatti saltare significava che gli italiani si erano già ritirati, perciò il nemico aveva campo libero su entrambi i lati del Tagliamento. Anzi, era probabile che le forze nemiche avessero già oltrepassato il Tagliamento nonostante l'abbattimento dei ponti; conosceva la ferrea ed efficiente organizzazione dell'invasore. Se avesse portato le sue truppe all'attacco, concluse, avrebbero forse dovuto combattere contro un'intera divisione in armi, e di questo timore ebbe conferma una volta raggiunto il comando della brigata *Lombardia*. Una *recentissima informativa* confermava la presenza sulla destra Tagliamento di un'intera divisione e vari gruppi di supporto.

Ebbe un fremito di rabbia quando comprese che alcune delle informazioni che ora gli venivano propinate come appena giunte, erano in realtà già note. Seppe che sotto il comando del brigadiere Puglioli, la brigata *Lombardia* aveva ceduto il ponte di Cornino, e intuì che se i suoi battaglioni si fossero immolati per riprendere gli stessi luoghi persi poco prima, lo avrebbero fatto solo per rimediare alle conseguenze di un'errata manovra di Puglioli.

Si sentì seccare la lingua, e le parole d'incitamento che aveva pronunciato nella notte gli risuonarono vuote e bugiarde; non era abituato a guardarsi alle spalle prima ancora che dal fronte.

Identici pensieri gravavano sulle opinioni dei suoi ufficiali, mentre lo accompagnavano all'incontro con il colonnello brigadiere Puglioli, ma tra tutti, l'unico che in qualche modo si arrischiò ad esternare i propri pensieri fu il tenente Torretta che assistette all'incontro quale responsabile delle comunicazioni.

Michelangelo si era sistemato in un angolo in ombra poco dietro il tavolo di Puglioli e fissava Alliney con espressione stupefatta, dondolando impercettibilmente il capo come a commentare le parole del brigadiere che, tacendo delle proprie responsabilità, stava borbottando improperi alla volta dei tedeschi, sorpreso da quanti avessero passato il Tagliamento.

Alliney s'avvide del comportamento del tenente, e pur condividendone "l'impianto accusatorio", lo redarguì con lo sguardo. Quindi, rivolgendosi al brigadiere Puglioli, commentò che forse era preferibile ripiegare verso Pielungo, anzi, era probabile che il generale Rocca, conoscendo la situazione della Val d'Arzino, avesse già deciso di deviare verso Clauzetto. Puglioli convenne, pur dichiarando che non potevano esserne certi; era preferibile inviare un'avanguardia a controllare la via, propose timido, avrebbero atteso lì, per sapere se la strada era libera, era sciocco rischiare che un'intera brigata, più il gruppo congiunto, che insomma…

Alle sue spalle, Torretta continuò a parodiare l'indecisione del brigadiere, scuotendo il capo in diniego. A quel punto Alliney sobbalzò, fulminando con l'ennesima occhiataccia il tenente Torretta. Lo stesso colonnello brigadiere, che si era finalmente deciso a far ripiegare senza ulteriori indugi su Pielungo, si interruppe cercando di capire il significato degli sguardi che il gruppo d'ufficiali e il colonnello Alliney stavano dirigendo alle sue spalle. Alzò gli occhi dalle carte, si girò verso il tenente Torretta, e lo fissò a lungo.

In quel mentre il silenzio si colmò d'apprensione. Ognuno degli ufficiali presenti aveva sentito parlare, e in alcuni casi aveva assistito, alla fucilazione di qualche tenentino troppo presuntuoso per rispettare i gradi.

Torretta incurante continuò a dondolare il capo, forse per intenzione, oppure per un eccesso di tensione. Per sua fortuna tale sfacciataggine indusse il colonnello brigadiere a pensare che il comportamento del tenente, quel dondolio disarmonico del capo, si poteva spiegare solo come il sintomo di una malattia mentale, una di quelle nuove malattie nate con la guerra.

25

I soldati si sciolgono come neve al sole, gli aveva spiegato un suo caro amico medico, a cui si era rivolto per un caso segnalatogli da un suo comandante di compagnia.

La paura, gli spiegò l'amico medico, dopo essergli entrata dentro il cuore, torna in superficie provocando tic, tremolii o impedimenti motori ancora maggiori. Uno spettacolo raccapricciante aveva garantito, illustrando il caso di un soldato che a giorni alterni perdeva l'uso di una parte del proprio corpo, un caso molto simile a quello. E dopo le visite era giunta una diagnosi a cui era seguito il ricovero presso l'ospedale psichiatrico. Una punizione assai peggiore di quella che intendeva dargli il comandante di compagnia reputando che si trattasse di un lavativo. Lui stesso, sulle prime, aveva pensato che quell'uomo fosse un abile attore vedendogli un braccio, una mano o una gamba, godere di vita propria, una cosa al limite del ridicolo.

Poi però, l'amico medico gli raccontò di altri casi palesi e inequivocabili. Di uomini che aveva dovuto internare, probabilmente a vita, in manicomi così orribili che se solo quei soldati avessero potuto, avrebbero di certo preferito una morte in battaglia piuttosto della parodia dell'esistenza che restava loro da vivere, rinchiusi tra quattro mura. Una malattia subdola e pericolosa, aveva commentato il colonnello brigadiere, e quei racconti gli erano rimasti dentro al punto che aveva cominciato a sognare di essere uno di quei soldati, infermo e impossibilitato a comandare il suo corpo. Ed erano sogni di un realismo così sconvolgente che quando la mattina si svegliava, non riusciva a pensare ad altro se non alle proprie mani e alle proprie gambe, controllando di tanto in tanto che tutto funzionasse a dovere, che non ci fossero tremolii, che non ci fossero segnali che anche il suo corpo decidesse di andarsene per la sua strada, senza più ascoltarlo e senza più servirlo.

Osservando il tenente Torretta ritornò a quegli incubi, e l'immagine del giovane ufficiale lo mosse a compassione: eccoli i segni, eccola la paura che riemerge dal cuore, si disse. E quando osservò il colonnello Alliney per capire se proprio di quel problema si trattasse, questi gli oppose un'espressione preoccupata che non poteva significare altro che quello stesso giovane ufficiale delle comunicazioni fosse in preda alla malattia, una malattia che neanche il colonnello conosceva, un tarlo orribile che s'era scavato il suo percorso dentro un corpo all'apparenza ancora sano.

«Colonnello Alliney» esordì Puglioli.

Il tenente Torretta smise di dondolare il capo, strinse le chiappe e deglutì un boccone secco di saliva, pensò di averla combinata grossa questa volta.

«Ritengo necessario che la gerarchia di comando venga rispettata» continuò Puglioli serio.

«Certo brigadiere, ne convengo» ammise Alliney con circospezione.

Gli altri ufficiali, in particolare il capitano Nussi, chiusero gli occhi in attesa di assistere alla tempesta che avrebbe schiantato il tenente Torretta. Invece Puglioli si girò verso l'ufficiale delle comunicazioni del gruppo Alliney e continuò sorridente:

«Dobbiamo informare il generale Rocca del cambiamento di strategia, e credo che potrebbe occuparsene il suo tenente delle trasmissioni. Potremmo mandarlo subito dal generale».

Torretta riprese colore, sapeva di averla scampata bella e annuì in direzione del colonnello Alliney.

«Certamente» s'affrettò a confermare il colonnello Alliney, «il tenente Torretta può anticiparci a San Francesco per incontrare il generale Rocca, anzi, è il caso che parta immediatamente».

Michelangelo fece un passo avanti annuendo sull'attenti, quindi attese la trascrizione dei piani che avrebbe dovuto consegnare al generale Rocca. Il capitano Nussi, lo sferzò con un sorriso. Dopo breve Puglioli sollevò la penna, aveva riassunto le considerazioni accennate nella breve riunione indicando che il gruppo Alliney, proseguendo nella strategia di fiancheggiare il grosso della 63ª e della 36ª, si sarebbe portato in direzione Pielungo e che lì avrebbe preso posizione sul costone nord del Monte Pala, una posizione dalla quale avrebbero potuto proteggere le truppe, qualora il generale Rocca avesse deciso di muoversi verso Clauzetto.

Torretta annuì ripetutamente, mentre attendeva che Puglioli terminasse di illustrare gli ordini. E quando questi gli consegnò la lettera, incrociò lo sguardo soddisfatto dell'alto ufficiale. Puglioli si stava compiacendo per il gran gesto che aveva fatto, indicando al generale che si prendesse cura del giovane che gli avrebbe recapitato quella missiva, un esperto in comunicazioni che poteva essere impiegato con maggior frutto presso il comando, piuttosto che sballottato assieme alle truppe in battaglia. Una considerazione simile a quella che aveva fatto su di sé quando, allontanandolo dal suo ufficio a comando di Udine, gli avevano affidato il compito di comandare la brigata *Lombardia*.

Quindi l'incontro venne chiuso, gli ufficiali sfilarono all'esterno e pochi metri più in basso si riunirono per organizzarsi. Alliney diede disposizione ai suoi affinché gli ordini del brigadiere fossero eseguiti alla lettera, quindi si rivolse al tenente Torretta che attendeva in silenzio.

Si fissarono a lungo, e Alliney impiegò quel tempo per cercare un modo per stigmatizzare il comportamento del giovane ufficiale, infine, non trovando le parole giuste, concluse semplicemente:

«Ci vediamo a San Francesco tenente, mi raccomando».

Torretta, forse illuso da un silenzioso consenso, tentò di replicare:

«Colonnello…»

Alliney ne troncò subito l'intenzione: «Tenente, il nostro compito è eseguire degli ordini, non di decidere le sorti di una battaglia».

Il risveglio di Winderling

L'eco del latrato di un cane lo riportò bruscamente alla veglia. Sgranò gli occhi e se li stropicciò con il pugno; poi pian piano l'immagine del bosco circostante cominciò a formarglisi di fronte.

L'alba tenue rischiarava il cielo, e i raggi del sole, sfiorando il monte Naruvint oltre il lago, cominciavano a illuminare i corpi addormentati dei suoi compagni. Leon giaceva di traverso, abbracciato ad un tronco, a pochi metri da lui; il viso tradiva una tranquillità inumana per quelle condizioni, a conferma di come il riposo dell'eroe ci colga senza preoccuparsi delle circostanze. Altri tre uomini, il sergente Brighi, il soldato Tognacci e il soldato Calvi, si stringevano sotto un basso pino, formando un groviglio umano incurante delle convenzioni. Il maresciallo Fidenzoni giaceva addormentato ad alcune decine di centimetri dal terzetto, Tomei invece era sveglio e stazionava sul ciglio del dirupo con lo sguardo teso alla ricerca dei colori tenui delle divise austroungariche. Le spalle, spruzzate di neve, lasciavano pensare che fosse in quella posizione da chissà quanto tempo; in verità s'era appisolato anche lui accanto ad un albero, s'era addormentato che aveva ancora il fiatone anche se, dopo solo una ventina di minuti, si era svegliato di soprassalto cogliendo nel vento i primi latrati del cane.

«Si vedono?» Chiese Winderling con un filo di voce.

Il tenente girò lo sguardo incrociando muto gli occhi del capitano, poi diniegò con la testa senza aggiungere altro.

«Sveglia gli altri» disse ancora Winderling, schiarendosi la voce.

Tomei rimase ancora qualche secondo in osservazione, poi si avvicinò ai tre soldati accanto all'albero per scuoterli dal sonno.

Leon, percependo i lamenti dei tre commilitoni si svegliò di soprassalto, pronunciò alcune parole incomprensibili e avrebbe cominciato ad urlare se Winderling non lo avesse preso per le spalle tranquillizzandolo.

«Tenente, tenente Mingardi…» borbottò ancora Leon prima di capire dov'era.

Winderling sentendone il cognome ripensò al tenente, al suo corpo che gli scivolava tra le braccia e all'impossibilità di trattenerlo; e percepì, di nuovo l'odore di zolfo di quell'istante. Rivide in un lampo le chiacchierate con il tenente, da quando lo aveva conosciuto fino alla sua morte. Scorrendo i ricordi poté sentire chiaro anche il suono della sua voce e il gorgoglio della sua risata, quel contrappunto sommesso e controllato che preannunciava qualche problema organizzativo a cui "avrebbero dovuto immediatamente mettere riparo".

Per assonanza gli si presentò alla memoria anche la risata aperta e sincera del dottor Del Duca, quello scoppiettante crescendo con cui palesava la sua gioviale resistenza alla disciplina, una tensione emotiva che sia lui sia Mingardi trovavano irresistibile e incomprensibile allo stesso tempo.

Pensò a come avrebbe reagito Del Duca alla morte di Mingardi e a come avrebbe commentato, alla luce del risultato, quell'ultimo impeto d'orgoglio in cui lui, il capitano di complemento Riccardo Noël Winderling, aveva deciso di avviare i suoi uomini. Del Duca e Mingardi si conoscevano da molto prima che lui arrivasse al forte, e dalla confidenza che si percepiva nel loro rapporto, poteva immaginare che avessero un legame d'amicizia che sarebbe certo continuato anche in tempi di pace; quando la pace fosse arrivata.

Invece tutto era cambiato in pochi giorni, l'offensiva nemica e il cedimento delle linee italiane era sopraggiunto a rimescolare il mazzo di carte, e così il forte del monte Festa da seconda linea si era ritrovato ad essere il punto nevralgico su cui far leva per permettere alla 26ᵃ divisione di ripiegare. Poi era arrivato lui, l'esperto in armamenti mandato a strizzare quei 280 uomini per tirar fuori dai loro gusci tutto il coraggio necessario per opporsi al nemico e tentare di farlo rallentare, sapendo che per loro non ci sarebbe stata possibilità di vittoria, il manuale le chiamava battaglie di retroguardia, quelle dove qualcuno rimane a rallentare il nemico.

E lui aveva eseguito gli ordini, anzi si era conformato agli ordini, come gli aveva intimato il comando; e quegli uomini li aveva strizzati per bene negli ultimi 11 giorni, sin da quando, il 26 ottobre, era giunto al forte. Li aveva strizzati e aveva rallentato il nemico, poi, non bastasse, metà di loro, circa 140 persone, lo avevano seguito nel tentativo disperato di sfuggire alla cattura e di quei 140 ora ne vedeva solo 6 accanto a sé, gli altri erano morti o erano stati catturati.

Quanti soldati erano sopravvissuti? Si chiese serio.

E se lo chiese colmo d'angoscia, rendendosi conto che avrebbe pagato per il resto della vita tutto quello che era accaduto in quei giorni. Se ne accorse perché si vergognava d'essere vivo, avrebbe preferito rimanere tra i suoi soldati e morire al posto del tenente Mingardi.

Il tenente Tomei lo toccò sulla spalla attirando la sua attenzione.

«Capitano, i cani si avvicinano. Dobbiamo muoverci».

Winderling si alzò scoprendo che gli altri erano pronti e attendevano i suoi ordini. Era quella, pensò, la cosa più difficile del comando: fingere di sapere sempre quello che è giusto e necessario fare.

La colonna di sette uomini s'incamminò nel folto del bosco seguendo il capitano Winderling che, sulla scorta delle mappe che aveva studiato al forte, era deciso a raggiungere la strada che da Alesso conduce alla forcella Armentaria e di lì continuare fino alla Val d'Arzino, la direzione che secondo le ultime informazioni in suo possesso, aveva imboccato la 63ª divisione in ritirata. Dopo una buona mezz'ora di marcia però, giunti alla biforcazione che se presa in discesa conduce a fondo valle, constatarono che truppe nemiche erano già penetrate ad Alesso e stavano guadagnando la piazza principale del piccolo borgo a sud-ovest del lago. Parevano formiche, viste così dall'alto, scherzò Leon, ma nessuno proseguì nell'ironia. Non restava loro che prendere l'unico percorso rimasto, commentò amaro Winderling: la via del massiccio del Piciat seguendo il profilo del monte fin sopra San

Francesco nella Val d'Arzino, dove, se fossero stati rapidi e fortunati, avrebbero incontrato la retroguardia dell'esercito italiano. Una via impervia ed esposta agli elementi naturali, che avrebbe messo a dura prova le energie residue di cui ancora disponevano.

Il soldato Calvi si appoggiò ad una roccia, mentre il sergente Brighi affondava distrattamente le mani nelle tasche in cerca di qualche cosa da mettere sotto i denti. L'abbaiare di una muta di cani li fece sobbalzare e dopo un paio d'occhiata silenziose s'incamminarono sul sentiero che serpeggiando tra l'erba grigia di novembre portava al cima: una strada appena accennata tra cenge frananti e pareti d'arrampicata.

Affrontarono il tragitto con la giusta determinazione sostenuti di tanto in tanto da una fucilata in lontananza e, guadagnata la cima, procedettero risoluti ancora per almeno un'ora, fino a quando un vento teso e gelido li obbligò a cercare riparo tra alcune rocce disposte a coppiglia. Erano pressappoco le undici del mattino e da alcune ore non sentivano più l'abbaiare dei cani. Il vento soffiò robusto per una buona mezz'ora, durante la quale vennero condivise le poche provviste possedute, quindi come era giunto scomparve improvvisamente, permettendo al sole di riscaldarli quel tanto che bastava per sopportare il freddo. Nessuno parlò, la scalata li aveva sfiancati e il magro pasto ebbe appena il potere di riavviare il passo. Di nuovo in colonna proseguirono sul sentiero sullo spartiacque del monte, dal quale, vista l'assenza di foschia, notarono, nonostante la distanza, i movimenti di truppe in vari punti del Tagliamento e della Val d'Arzino. Alcune decine di minuti dopo il vento riprese a soffiare, questa volta però non era più il vento a raffiche tipico della zona del lago, bensì uno scirocco novembrino che si preannunciò ingrigendo l'orizzonte. Assieme al vento, giunse sulla cima il brontolio delle mitraglie: rapidi e sporadici tratteggi, inframmezzati ogni tanto dal boato di una cannonata, o dal sibilo di razzi sbucati da chissà dove.

Il brontolio persistente li avvolse, e dopo un paio d'ore non c'era un pensiero nella loro testa che non fosse accompagnato dal tappeto sonoro della battaglia; lo avrebbero sentito per sempre, pensarono, quel rumore di sottofondo. Lo avrebbero percepito una volta ritornati a casa, insistente tra le pareti di casa come tra gli alberi nel bosco. Perché quel rumore era la maledizione che toccava in sorte alla loro generazione e a tutte le generazioni in guerra da che avevano inventato la polvere da sparo.

Ad un certo punto il brontolio s'interruppe e l'aria venne pervasa da un silenzio che scoprirono essere peggiore di qualunque rumore potesse rimanergli stampato nel cervello: non c'era più nulla, non c'era più la battaglia, non c'era più fuoco, né fiamme, né rincorse, né gente, né sostanza. Quel silenzio improvviso sembrava significare che non c'era neanche più la speranza. Cos'era successo si chiese impaurita ogni fibra del loro corpo, perché tutto divenisse così silenzioso.

In moto – 5 Novembre 1917

Il fiore. Il fiore è sordo e grigio, e c'è del fumo sui petali, ecco perché le lumache non lo mangiano; lo lasciano intatto per i bambini, perché si pungano quando lo raccolgono. Il fiore odora di sangue, ma il rosso ha l'aspetto della terra grassa, quella da cui spunteranno gli alberi, quelli da cui ricavare la legna per gli inverni futuri.

Torretta rilesse la didascalia altre tre volte, sopra c'era il disegno di quel fiore, un'immagine a metà tra la caricatura e il collage in cui, sulla fotografia di un cannone ritagliata da un giornale e incollata sul foglio, si aprivano dei petali formati da una bomba esplosa, slabbrata e fumigante. Poche linee, segnate e ombreggiate con maestria. In quell'istante s'infilò nella tenda il soldato Claud, autore del disegno e delle parole.

«Tenente...» biascicò appena.

Torretta gli restituì con un gesto ampio il foglio che aveva trovato sulla scrivania. Claud provò a sorridere, e quando ebbe in mano il disegno si ritrovò tra le sue, anche le dita del tenente: una stretta di mano inaspettata.

«Claud vi devo lasciare soli, devo raggiungere il generale Rocca a San Francesco» attaccò Torretta per toglierlo d'impaccio.

Il soldato annuì, poi si infilò in tasca il foglietto:

«Non si preoccupi tenente, ci occupiamo noi del materiale».

Michelangelo continuò a fissarlo, Claud era visibilmente imbarazzato, eppure nei suoi occhi non c'era la paura di chi è stato colto in fallo, bensì la bonomia dello spiritello che è stato scoperto sotto un fungo dietro l'albero. Una densità e una presenza che brillava nel rossore della pelle.

Era un artista, pensò Torretta, come ce ne dovevano essere molti in quella guerra, occhi che artigliano di nascosto le ombre della sofferenza; fanciulli alle prese con fogli di carta e colori scuri.

C'era un tipo, si ricordò Torretta, un aviatore e un barone, che si aggirava nudo assieme ad un'aquila sulla campagna di Cavazzo. Senz'altro un artista pensò, annuendo in un sorriso.

«E tornerà?» chiese ancora Claud.

«Ho l'ordine di rimanere con il generale Rocca. Però è probabile che ci si incontri entro domani sera a Pielungo, oppure, se siamo fortunati, a Clauzetto. Perciò conto di riunirmi a voi entro un paio di giorni».

Detto questo Torretta si caricò sulle spalle lo zaino e s'avviò all'esterno fermandosi prima di aprire la tenda:

«Mi raccomando Claud, si occupi di Rossi» aggiunse, «gli impedisca di farsi del male».

Sebastiano Rossi era l'altro soldato che avevano affidato al suo comando, era un giovanissimo classe 1899, pieno di ardore e d'incoscienza, e per lui era un sollievo non esserne più responsabile.

Ad attenderlo sullo slargo tra alcune grosse piante di faggio, trovò il mezzo che doveva accompagnarlo a San Francesco, una Frera modello G rombante e sfavillante. Collegato ad un fianco, il carrozzino affusolato che non ne appesantiva la linea, anzi la rendeva ancora più delicata.

Torretta rimase a bocca aperta, più volte aveva sognato di sfrecciare per le strade di Torino sorridendo alla gente che si girava a guardarlo in sella ad una Frera.

Accanto alla moto, fiero come un cavaliere in posa, l'esperto pilota che aveva il compito di accompagnarlo a San Francesco, un bersagliere che avrebbe saputo chiamarsi Leonardo. Torretta salutò il soldato senza troppe cerimonie, non voleva che questi leggesse nei suoi occhi l'emozione di salire sulla Frera. Si accomodò nel carrozzino tenendosi in grembo il sacco in cui c'erano anche i documenti per il generale

Rocca. Leonardo avviò il motore, quindi si girò verso Torretta porgendogli gli occhialoni; questi annuì e si sistemò nella seduta, mentre il triciclo si avviava lento sulla strada sterrata.

Con l'aumento della velocità, l'aria prese a soffiare e il bavero cominciò a sbattergli sulle orecchie ghiacciate; infilò meglio lo zaino tra le gambe, poi alzò le braccia per girare il risvolto della giacchetta e coprirsi meglio, così facendo percepì la spinta del vento sulle braccia e immaginò fosse la stessa sensazione che provavano gli uccelli sulle ali. Abbassò rapidamente le braccia sperando che il pilota non avesse colto nei suoi movimenti quella lieve sensazione, l'idea del volo però si era ormai incuneata nei suoi pensieri.

Sulla costa ligure, dove passava le vacanze assieme alla famiglia, attendeva che le *Berte Maggiori* tornassero dalle lunghe cacce in mare. Le osservava giocare nel vento caldo della costa prima di rientrare al nido. Si rivide fanciullo, seduto su uno scoglio, e il ricordo si fece così intenso che per un attimo gli parve di sentire il calore del sole sulla pelle giovane e spensierata e il loro verso morbido che si dice abbia dato origine al mito delle sirene. Com'era la libertà allora, si chiese, dov'erano i pensieri in quei momenti felici e leggeri? Poi il campo dei suoi ricordi si allargò a comprendere Aldo, suo fratello maggiore, pronto a lanciarsi dallo scoglio. Lo sentì urlare «Michelangelo!» prima di lanciarsi in un tuffo spettacolare, riemergendo subito dopo dalla schiuma delle onde. Quanto era energico suo fratello, si disse ancora incredulo, era una forza della natura. Eppure era morto in Libia per servire la patria come ufficiale del cavalleggeri; motivo d'orgoglio per la famiglia che pur non essendo di origini nobili poteva vantare un ufficiale dei cavalleggeri.

Assieme a queste immagini vide all'improvviso il viso del tenente Graberi e in quell'istante capì quanto quel burbero ufficiale fosse simile a suo fratello. Forse per questo ne avvertiva così tanto la dolorosa mancanza.

Il giorno che si erano allontanati dalla val Resia, aveva saputo dalle truppe che erano sfilate per la val Fella fuggendo da Chiusaforte, di un esplodere tumultuoso sulla costa di fianco a Resia, proprio dove il tenente e i suoi uomini si erano diretti. Esplosioni, gli avevano riferito, non di cannone, piuttosto come se fosse esplosa una polveriera. C'era la mano del tenente Graberi aveva pensato subito. Chissà che cosa avevano combinato quegli uomini. Nessuno di loro era tornato, e del 35° solo una manciata di uomini era riuscita a sfuggire alla cattura. Eppure lui sentiva che c'era la mano di Graberi dietro a quelle esplosioni, e forse non solo la mano, probabilmente il corpo intero: lanciato, gettato, sacrificato, tuffato.

Forse Graberi e suo fratello erano più simili ad un eroe di quanto non lo fosse lui che osservava la realtà attraverso il filo del telegrafo. Forse il vento con cui giocavano le *Berte Maggiori* era lo stesso con cui giocavano loro, una brezza calda che li ha sostenuti fino all'ultima acrobazia, mentre per lui c'era solo quel vento così freddo da ghiacciare le orecchie.

A quel punto allargò le braccia come un uccello e si lasciò cullare dai flutti taglienti dell'aria novembrina. Leonardo lo scrutò di nascosto, ma lui subì lo sguardo senza preoccuparsene. Era stato un gesto istintivo, avrebbe voluto spiegare, come se accogliere l'aria gli rendesse la testa più leggera.

Forse c'era un vento anche per lui, pensò, un vento gelido come quello d'un autunno in Friuli, ma poteva anche fingere che non fosse così freddo. «Un Torretta deve fare la sua parte», gli aveva detto suo padre quando era partito per la scuola ufficiali: tuo fratello ha fatto la sua parte e tu farai la tua.

Le lacrime di sua madre però sembravano dire il contrario: non gettare la vita, lo supplicavano i suoi occhi, mentre si tratteneva dall'abbracciarlo.

La moto scartò una buca, e il soldato Leonardo accennò un gesto di scusa. Michelangelo annuì di rimando senza ripiegare le braccia fino a che guardando avanti notò i primi drappelli di soldati della 63ª divisione.

Si riprese così dai ricordi e dai pensieri, e cominciò a ripetere quanto gli aveva chiesto di comunicare al generale Rocca il brigadiere

Puglioli: la via per la Val d'Arzino è compromessa, è quindi preferibile imboccare la strada che da Pielungo passa per Forno fino a Pradis, e da lì scendere a Clauzetto. La stessa direzione che il generale Rocca, già informato della situazione, stava per intraprendere.

Fuoco Amico – 5 Novembre 1917

Le prime fucilate tedesche giunsero dai caseggiati antichi di Fruinz, un piccolo borgo sul costone sud della valle, erano dirette sulla piazza di Pielungo dove una batteria italiana di artiglieria da campagna stava sistemando i pezzi. Le truppe italiane di supporto che avevano preso posizione sul castello Ceconi risposero con salve di shrapnel che esplosero ad ampio raggio sul nemico.

I battaglioni del gruppo Alliney, che in quel momento stavano risalendo da Forgaria, rientravano in quell'ampio raggio. «Fuoco amico», urlarono i soldati, sbandando ai lati della strada. Il tenente colonnello Bodino, al quale il colonnello Alliney aveva ordinato di sistemarsi nelle alture a sud ovest di Pielungo, fece trottare i suoi uomini all'indietro, fuori dai sentieri, attraverso il bosco. Dal castello Ceconi però estesero il fuoco di copertura, colpendo anche il resto del gruppo Alliney. I reparti del colonnello, colti d'infilata, dovettero fuggire anch'essi, attraversando l'Arzino con l'intento di proteggersi sotto le rocce della sponda sinistra che in quella zona s'innalzava a seguire il profilo del monte. L'impresa fu realizzata in meno di venti minuti, al prezzo di un morto e sei feriti, e una decina di minuti dopo vennero raggiunti anche dal colonnello Bodino il quale informò Alliney che le montagne del monte Pala e lo stesso Pielungo, erano percorse da squadre nemiche armate con fucili e mitraglie leggere, la nuova e assordante tattica di battaglia con cui i tedeschi stavano vanificando le strategie italiane di difesa.

Per la seconda volta nello stesso giorno, pensò il colonnello, doveva adattare i suoi piani in ragione del rapido avanzamento delle truppe austro-tedesche.

Tre ore prima che tutto questo accadesse, il tenente Torretta veniva ricevuto dal generale Rocca che dalla sera prima – per ragioni di età e di opportunità strategica – aveva acquisito il comando della divisione del generale Taranto ed era perciò comandante della 63ª e della 36ª divisione unificate.

Il generale accolse Torretta, mentre dettava raffiche di ordini per disporre adeguatamente le sue due divisioni. Michelangelo, che era abituato ai modi silenziosi del colonnello Alliney, rimase sbalordito dalla quantità di dispacci che il generale era in grado di produrre e dalla variabilità dei toni che imponeva ai suoi comandi, era come osservare il centralinista di un grande albergo che si stesse preparando ad accogliere una delegazione internazionale. Era efficiente, pensò Torretta, ma più dell'efficienza lo sorprese la giovialità con cui comandava, sembrava addirittura euforico della situazione, era come se non vedesse l'ora di essere coinvolto in una battaglia degna della maiuscola. Una sensazione coinvolgente, ma in un certo qual modo imbarazzante, anche se non riuscì a coglierne il motivo.

Michelangelo attese il proprio turno di parlare e quando giunse espose le indicazioni del Brigadiere Puglioli, consegnandogli infine la lettera con gli ordini scritti, cercando di essere preciso e chiaro come ci si aspettava da un tenente delle comunicazioni. Rocca lo seguì attento, quindi prese a leggere il foglio osservandolo di quando in quando di sottecchi. Come avrebbe poi scoperto Torretta, il generale era già a conoscenza del fatto che i ponti a Forgaria erano stati fatti saltare, e aveva dato ordine di convergere su Pielungo e da qui proseguire verso Clauzetto, prima che le rapide squadre di mitraglieri tedeschi potessero stabilire i loro nidi, evenienza che Puglioli non aveva considerato. Quando il tenente Torretta lo aveva incontrato stava appunto verificando che le due divisioni si muovessero all'unisono, e che l'artiglieria fosse riposizionata sul castello Cecconi, per coprire l'ingresso su Pielungo e fungere, in seconda battuta, da retroguardia; era infatti probabile che prima o poi il nemico giungesse anche da Nord, dalla val di Preone o dalla sella attraverso Verzegnis.

Terminata la lettura il generale Rocca gli diede ordine di unirsi a loro: c'era, gli disse molto da fare anche al comando, quindi si dedicò nuovamente a disporre affinché si abbandonasse San Francesco avviandosi su Pielungo. Torretta rimase nel crocchio di ufficiali che gravitava attorno al generale, mentre la 63ª Divisione e la 36ª defluivano costeggiando.

Un paio d'ore dopo giunse conferma che truppe nemiche, probabilmente nascoste alle pendici del monte Pala, avevano attaccato il reparto d'artiglieria italiano in procinto di entrare a Pielungo. Un attacco che dal castello Cecconi si cercava di contrastare a colpi di shrapnel, il micidiale proietto che falciava il suolo con i suoi pallettoni.

Torretta intervenne d'istinto guadagnandosi un'occhiataccia del generale.

«Generale, il colonnello Alliney intendeva mandare un battaglione su quelle alture, forse ora è sotto il fuoco amico».

Rocca si prese del tempo per ragionare sulla questione, poi, senza rispondere al tenente, diede ordine ai suoi uomini di avviarsi senz'altro su Pielungo. Conoscendo Alliney contava che risolvesse il problema da solo, non poteva essergli d'aiuto in quel frangente, doveva continuare a mantenere una visione d'insieme senza attardarsi sui particolari di una singola battaglia, era quello il suo ruolo, quella la sua vocazione.

Michelangelo avrebbe voluto insistere però non ne ebbe il coraggio, sapeva per esperienza che un generale può tenere conto delle opinioni altrui, ma di certo non se ne deve preoccupare. Perciò rimase in apprensione fino a quando, quasi un'ora dopo, camminando in direzione di Pielungo, vide arrivare un battaglione del gruppo Alliney con il colonnello in testa. Era l'avanguardia del reparto completo che si era allungato ai margini della via fino all'imbocco della Valle di Pradis.

L'incontro tra il generale Rocca e il colonnello Alliney si svolse in mezzo alla strada, come una riunione di viandanti che stessero informandosi sul seguito del cammino. Torretta rimase in disparte, quindi, al prolungarsi dell'attesa si avvicinò per cercare di cogliere alcune parole nel discorso dei due ufficiali. Quando vide che Alliney porgeva un saluto al generale, si mosse per incrociarlo prima che si riunisse ai suoi uomini.

«Colonnello, vorrei tornare al mio reparto» annunciò Torretta.

Alliney, che lo aveva accolto con un sorriso, gli passò una mano sulla spalla rispondendogli che purtroppo il generale Rocca era intenzionato a tenerselo a servizio in ragione di alcune considerazioni che il brigadiere Puglioli gli aveva comunicato mezzo lettera. Il viso del tenente si piegò nella delusione, ma non ebbe tempo di aggiungere altro: il colonnello gli porgeva la mano in segno di saluto.

«Sono persuaso che saprà servire il generale Rocca con la stessa competenza che ha dimostrato sotto il mio comando», commentò Alliney.

Torretta lo osservò incerto, si sentiva liquidato così su due piedi. «Ma, colonnello…»

Alliney gli oppose uno sguardo serio: «Ci aspettano ore buie tenente, cerchi il modo di salvarsi la vita e se ci riuscirà – e se riuscirò anche io – ci incontreremo di nuovo. In caso contrario ricordiamoci di portare un saluto al tenente Graberi che ci aspetta dall'altra parte».

Torretta ammutolì, dopo aver abbandonato Resiutta, il colonnello non aveva mai più nominato il tenente Graberi nonostante fosse uno dei giovani ufficiali che più apprezzava. Michelangelo stesso si era chiesto come era possibile per il colonnello perdere un uomo così valoroso e non fare una piega.

Osservò Alliney allontanarsi, e quando stava per confondersi tra i suoi soldati, i loro sguardi si incrociarono di nuovo, forse per l'ultima volta.

Pochi istanti dopo il colonnello chiamò a sé i suoi ufficiali, secondo quanto ordinato dal generale Rocca dovevano oltrepassare Pielungo e proseguire per il monte Pala raggiungendo Vito d'Asio, e da lì concorrere alla presa di Clauzetto, un compito tutt'altro che semplice.

Erano le 10 e 30 del 5 novembre e le nubi, dense fin dall'aurora, s'andavano sfilacciando in squarci d'azzurro. Il colle su cui era posizionato il castello Cecconi distava una ventina di minuti di marcia attraverso un impervio sentiero, mentre Pielungo, nel terrazzo calcareo successivo, si indovinava tra gli alberi semi spogli di novembre. Il battaglione Gemona, che annoverava tra le proprie file anche i figli dei residenti di Pielungo, fu il primo a raggiungere il bivio oltre il colle di Cerdevol da cui si sale a Pielungo. In quel momento però la piazza del paese era sotto il controllo tedesco, in quanto alle prime cannonate del mattino erano seguite le incursioni dei cacciatori tedeschi, e il battaglione *Gemona* venne preso di mira dagli Jager appena giunti in rinforzo da Clauzetto. Si cominciò così a contare i morti che cadenzarono lo scontro di Pielungo come i rintocchi di una campana.

Cadde, colpito al viso, l'irredento trentino tenente Marco Bernardi[2] che si era offerto volontario nelle file dell'esercito italiano. Una settimana dopo, la betulla che il tenente aveva piantato nel giardino di casa venne abbattuta dalla scheggia vagante di una bomba lanciata da un Caproni italiano che si era perso oltre la linea nemica. La sua morte, la prima del gruppo di rinforzo, si sommava a quelle dei reparti già d'istanza a Pielungo, che dalle 8 del mattino combattevano disperatamente. Tra loro Omar Polti, un sergente d'artiglieria che era stato inviato a Pielungo la sera prima assieme agli uomini del tenente colonnello Modugno[3]. Un ufficiale presente alla battaglia avrebbe poi raccontato che il sergente Polti, nonostante fosse stato colpito al collo e sanguinasse copiosamente, *continuava coraggiosamente a servire il pezzo, quando lo raggiunse la seconda e letale fucilata.*

Morirono anche il sergente Spallotta[4], un coraggioso bersagliere colpito a morte, mentre guidava il suo reparto tra le case basse del paese nel tentativo di raggiungere la scalinata Marcuz, e il tenente Montefredini[5], centrato prima alle gambe e poi al petto dai rapidi colpi della Bergmann MG 15nA in dotazione al reparto tedesco. Assieme a lui vennero falciati quattro dei sei soldati che costituivano la sua squadra. Tre di loro avevano 20 anni, erano appena stati assegnati al plotone e il tenente Montefredini si dispiaceva di non averne ancora memorizzato i nomi; il quarto però si chiamava Giovanni detto Jonny perché era rimpatriato dagli Stati Uniti per servire la patria in guerra.

Una volta che i rinforzi si ripresero dalla sorpresa del primo scontro, al battaglione Gemona si aggiunsero anche gli uomini del monte Canin, e in un primo e irrazionale impeto d'attacco, morirono, all'ingresso della piccola piazzola di Pielungo, due soldati semplici, Oreste e Achille. Entrambi contadini, uno veneto e l'altro marchigiano, facevano parte dello stesso reparto da un anno e mezzo, eppure faticavano ancora a comprendere i rispettivi dialetti. Il tenente Arrigo Chinali[6], loro comandante di plotone, venne raggiunto subito dopo da una pallottola al capo, mentre cercava di condurre gli altri suoi soldati al riparo dal fuoco di una seconda mitragliatrice che dalla chiesa batteva efficacemente i boschi sottostanti. E contro quella mitragliatrice si mise a sparare, solitario, il soldato Arceje Valentino[7] vice tiratore alla 154ª sezione. Uccise un primo servente tedesco e incitato dal risultato rimase dritto e risoluto finché una pallottola non lo raggiunse al basso ventre raggomitolandolo a morte sull'arma bollente. E non fu il solo a sparare in bella vista come se le pallottole fossero fatte di piume.

Il tenente Luna Federico[8], comandante di una sezione di mitragliatrici, fece lo stesso imbracciando la Fiat-Revelli Mod. 1914 che avevano in dotazione, e sparando da posizione aperta contro il nemico. Nell'atto spavaldo perse i due serventi, Bruno Lozzi e Oreste Marin, che altrettanto eroici ma meno fortunati, s'erano illusi davvero che le pallottole fossero di piuma. Eppure l'impavido tenente continuò a sparare, armeggiando assieme all'ultimo rifornitore, che era già ferito. E quando, dal colle di Ceconi le artiglierie italiane cominciarono ad intensificare il fuoco, essendo sopraggiunti ulteriori rinforzi, ebbe il tempo e la forza di trascinare la mitragliatrice e l'ultimo servente presso un'altra sezione della compagnia, solo dopo, però, aver ultimato le munizioni.

L'intensificarsi dei colpi italiani divenne a un certo punto irresistibile per i reparti tedeschi d'avanguardia che avevano preso il controllo di Pielungo. Dapprima i mitraglieri sistemati accanto alla chiesa e dopo breve anche i gruppi di fucilieri posti negli angoli strategici del paese, cominciarono a sfilare a monte, non senza lasciare sul terreno, sopra i corpi dei soldati italiani caduti anche i corpi di numerosi giovani soldati tedeschi, tanto che, sangue su sangue, non si riusciva più a riconoscere il colore delle divise. Nel trambusto di questo ripiegamento tedesco, il sergente maggiore Vittorio Cozzi[9], originario di Castelnuovo, e perciò a conoscenza del dedalo di scalinate che il nemico avrebbe dovuto affrontare per ritirarsi, assunse il comando di un gruppo di soldati rimasti senza ufficiali al comando – il tenente Grill e l'aspirante Perego[10], abbattuti da un cecchino. Si trovavano proprio nella linea che i reparti tedeschi avrebbero brutalmente spazzato per guadagnarsi la fuga. Perciò Cozzi guidò i giovani soldati lungo una via secondaria che s'inerpicava tra le case, incitandoli a proseguire nonostante il fuoco nemico che in quegli istanti di follia pareva giungere da ogni dove.

Quando giunsero presso la salita Marcuz, la scalinata che taglia in due il paese, li fece sfilare uno alla volta verso un sentiero a monte della loro posizione e quand'ebbe avviato anche l'ultimo ragazzo, si levò dal punto in cui, con il suo stesso corpo, nascondeva alle fucilerie tedesche il passaggio di quei soldati. Proprio in quell'istante lo raggiunse al capo un proiettile di mitraglia e l'ultimo suo pensiero andò a sua sorella Rina, di cui era solito vantarsi con i suoi commilitoni.

Vide la sua immagine scomporsi nel pianto e il buio allargarsi sul panorama, gli dispiacque di lasciarla sola, finché non rimase che il suo viso di bambina in lontananza. Alcuni giorni prima, sua sorella stava leggendo alle sue amiche la cartolina che il fratello le aveva spedito dal fronte:

Non so dire quanto gradita mi giunse la tua letterina del 5 corrente e quanta gioia provai nell'apprendere che sei così ben riuscita agli esami e che hai fatto così bella figura nelle recite! Brava Rina, continua sempre così e vedrai che un giorno ti troverai contenta. Spero che d'ora innanzi mi scriverai più spesso. Stranissimo davvero quel fatto della rondinella! Saresti buona di mandarmi quel bigliettino così per curiosità. Ti bacio con vivissimo affetto, tuo fratello Vittorio.

I reparti tedeschi ripiegarono proprio attraverso la via che aveva previsto il sergente Vittorio Cozzi, fuoriuscirono dal paese disperdendosi nei boschi a sud e deviando poi su Forno in gruppi disordinati e senza copertura.

Pian piano i colpi di fucileria si attenuarono e le artiglierie del castello Ceconi, esplosero gli ultimi due rimbombi. Una voce infine, confermò che Pielungo era stata liberata, e tale fu il silenzio provocato dalla fine della battaglia, che il pianto dei civili, sgusciando dalle case, si prese il ruolo del vento infilandosi tra le foglie degli alberi.

Erano le 13 e 30 e la via su Pradis era stata aperta così come aveva ordinato il generale Rocca.

Segnali dal recente passato

«Soldato, soldato, sveglia, è un incubo!»

Il capitano Winderling lo stava scuotendo con vigore, erano le tre del mattino e il gelo della notte novembrina li aveva spinti in un anfratto tra due rocce dove, con la poca legna che erano riusciti a recuperare durante il tragitto, alimentavano un fuocherello stentato capace appena di illuminarli. Il soldato Calvi, che dopo la guardia s'era guadagnato il turno per dormire, era praticamente svenuto dal sonno tra la schiena del capitano Winderling e le gambe possenti del sergente Brighi. Ad un certo punto però, poche decine di minuti dopo essersi accasciato, aveva cominciato ad agitarsi borbottando versi incomprensibili.

Ai primi grugniti i suoi commilitoni avevano risposto con timidi sorrisi, poi però aveva cominciato a trattenere il fiato e a tremare, soffiando e ringhiando come fosse posseduto. Uno spettacolo che illuminato dalle luci spettrali del fuoco da campo, li stava spaventando a morte. Winderling era quindi intervenuto per svegliare Calvi, correva il rischio che si bloccasse nel limbo, pensò irrazionalmente, perché lui stesso era atterrito da quella scena.

«Sveglia! È solo un incubo».

Piergiorgio Calvi riemerse dal sonno come se avesse rischiato di affogarci. Sbarrò gli occhi e prese ad iperventilare, cercando nell'aria quelle immagini che nell'incubo lo avevano scosso.

«Sono morti, sono morti» biascicò.

«Chi è morto, di cosa stai parlando, era solo un incubo» commentò il capitano.

«I soldati laggiù nella valle, sono morti, capitano, e moriremo anche noi. Non c'è possibilità, non c'è via di fuga».

Gli altri soldati osservavano impietriti la scena, e il soldato Leon, che come il tenente Tomei stava godendo del suo turno di sonno, si svegliò cercando di capire cosa fosse accaduto.

«Era un incubo» lo rassicurò ancora Winderling, stringendogli le spalle.

Solo allora Calvi s'avvide del trambusto che aveva generato. Si tirò in piedi di scatto, assumendo un'espressione offesa. In futuro avrebbe detto di essersi sentito nudo in quella situazione, anzi peggio, si sentì come se tutti attorno a lui potessero osservarlo sotto la pelle, nella carne viva e nell'anima.

«Era solo un incubo» commentò ancora Winderling, mentre gli altri distoglievano lo sguardo.

Una decina di minuti dopo, il silenzio era calato nuovamente nella notte ghiacciata a mezza costa sul versante che il Piciat porge alla valle dell'Arzino.

Avevano marciato tutto il giorno raggiungendo all'imbrunire il sentiero che, partito da Pusea, scavalca la cima e prosegue sino a San Francesco. Un sentiero antico di cacciatori e di boscaioli che congiunge due vallate attigue, ma tradizionalmente separate una dall'altra.

Però erano ancora troppo in alto, la vegetazione era scarsa e il vento insopportabile, quindi avevano preferito proseguire sperando di trovare un posto in cui accamparsi, e solo quando il tramonto rese loro impossibile procedere senza il rischio di scivolare o cadere in un crepaccio, s'erano decisi a fermarsi. Pochi metri sopra il sentiero il sergente Brighi aveva scovato un cortiletto naturale tra degli alberi e delle grosse pietre, un luogo riparato in cui avrebbero potuto accendere il fuoco senza esser visti.

Nel silenzio Winderling s'avvicinò al soldato Calvi che dopo essersi risvegliato così bruscamente non riusciva più a prender sonno; tanto che aveva ceduto quel che restava del suo turno di guardia al soldato Tognacci, che ora, placido come un bambino, riposava con la schiena esposta al fuoco e le braccia conserte sopra il tascapane. Calvi, s'era ritirato su un gradino ad ovest, in piedi, osservando il panorama e coprendo con il suo stesso corpo i riflessi del fuoco, che da quell'apertura potevano forse essere visti da fondo valle.

«Tutto bene?» esordì il capitano.

Il soldato intirizzito dal freddo osservò il cielo per cercare una risposta, quindi rispose con tono rassegnato:

«Li ho visti mentre combattevano» confessò, «ed era tutto così vero che sembrava di poterli toccare».

Winderling sospirò, anch'egli aveva avuto la precisa sensazione che quel silenzio improvviso a cui avevano assistito alle quattro del pomeriggio, indicasse la conclusione di una battaglia.

«Siamo stanchi e provati, e il cervello comincia a fare brutti scherzi».

Calvi non intese il commento del capitano e continuò con la descrizione di quello che era accaduto.

«Le truppe tedesche e austroungariche sono molto più rapide di quello che crediamo, ci hanno superato e si stanno stringendo come un cappio al collo. Sono già oltre il Tagliamento, capitano».

Winderling provò una fitta di dolore a quell'affermazione, il Tagliamento era la linea di difesa che l'esercito aveva preparato in caso di un invasione. Era improbabile, sperò, che quella linea fosse già stata oltrepassata.

«Ci riuniremo presto con il nostro esercito», insistette Winderling, «e ricacceremo il nemico dentro i suoi confini, fosse anche l'ultima cosa che facciamo».

Calvi si girò fissandolo con un'espressione spettrale:

«Non c'è più spazio per il riscatto, capitano, possiamo solo morire, essere fatti prigionieri o pagare il prezzo della sconfitta. Non c'è gloria per dei soldati senza vittoria».

Winderling non rispose, da alcuni giorni oramai sapeva esattamente ciò che li aspettava, e sapeva bene a cosa si riferisse il soldato. Un'invasione come quella a cui stavano assistendo aveva bisogno di colpevoli, e troppe volte aveva visto giustiziare ufficiali o soldati che si rifiutavano di eseguire gli ordini che ricevevano. Ordini ottusi, se non addirittura contrari a qualunque tattica di guerra, ma ordini emessi da boriosi alti ufficiali che rappresentavano la legge, in quegli anni d'inferno.

E ora quegli alti ufficiali avrebbero dovuto dare la colpa a qualcuno, ne era certo, non c'erano divinità disposte a cadere dal cielo senza portarsi appresso i propri fedeli. Perciò anche se si fossero riuniti all'esercito italiano, non poteva sapere quale sarebbe stata l'accoglienza: potevano benissimo essere trattati come traditori, per quel che ne sapeva.

«Saremo padroni del nostro destino, soldato» disse infine, «non posso promettere nient'altro, ma è molto più di quello che hanno gli altri in questi giorni».

Pronunciò queste parole con un tono troppo debole per poter sembrare convincente.

Calvi lo squadrò confuso, tutto sommato con quello che aveva visto e subito in quegli anni di guerra, un ufficiale che promette solo la realtà, non gli era davvero sopportabile.

«In che senso?» chiese Calvi sbalordito.

«Questa non è più guerra» rispose Winderling dopo un lungo e meditativo silenzio «Non si tratta più di vincere o perdere. Questa è sopravvivenza, è vita e ha ragione Leon, la vita è vostra».

Il capitano si riferiva a un breve battibecco che c'era stato tra il soldato Leon e il tenente Tomei quando avevano dovuto scegliere se procedere verso San Francesco e cercare la 63ª divisione o se sarebbe stato preferibile darsi alla macchia. Una discussione che Winderling aveva troncato sul nascere, perché reputava che non era ancora giunto il momento di mettere i suoi uomini di fronte a una scelta.

Piergiorgio si avvicinò al suo ufficiale, a una distanza che mai si sarebbe sognato di mantenere con un superiore, quindi scandendo con attenzione ogni sillaba, affermò semplicemente:

«Continui a guidarci capitano, la prego».

La frase calò sull'espressione vaga del capitano risvegliandone l'orgoglio e mettendolo a disagio, subito dopo Calvi si allontanò gettando nuovamente lo sguardo alla valle.

«Su questo non c'è dubbio» confermò Winderling, mascherando i propri dubbi, «vi guiderò fuori da questa situazione».

A Pielungo – 5 Novembre 1917

Il tenente Torretta raggiunse Pielungo che si sentiva ancora nell'aria l'odore acido della polvere da sparo. Era stato inquadrato come porta ordini nella scorta del comando del generale Rocca e condivideva tale compito con il tenente Landini, un azzimato ufficiale bolognese di qualche anno più vecchio. Il comando si sistemò accanto alla chiesa, dove il generale Rocca si raccolse con gli ufficiali dei reparti che avevano appena liberato il paese e un civile, tale Antonio Marin, che conosceva bene le zone circostanti ed era disposto ad assisterli in questo passaggio attraverso la valle di Pradis. Michelangelo, non sapendo che fare, si rese disponibile al servizio dell'infermeria, anche se dopo breve, non ricevendo ordini dal capitano medico, impegnato con i molti feriti, s'avviò solitario per il paese cercando di immaginare come si era svolta la battaglia.

Abbandonato il piazzale della chiesa, posizione più volte contesa al nemico, Michelangelo s'avviò verso il cuore dell'abitato, attraversò la strada principale e prese la scalinata che tagliando il paese, sale fino alla cima del colle su cui è adagiato Pielungo. Dalle facciate butterate dei caseggiati, la polvere dei calcinacci – distaccatisi a suon di mitraglia – si era depositata al suolo velando di bianco il selciato marrone. Sulle velature, chiazzate qua e la di sangue, le orme delle donne appena riemerse dalle cantine stavano creando un reticolo di sentieri, non c'erano rumori al di fuori dei passi, e anzi, quel tappeto sul terreno moderava anche il passo pesante dei soldati che s'aggiravano ipnotizzati per ritrovare i comandi del proprio reparto. Una delle donne del paese lo avvicinò con le mani tremanti chiedendogli se conosceva il soldato Peresson Francesco, suo figlio; le pareva d'averlo visto tra i soldati al mattino. Michelangelo sorrise imbarazzato e diniegò col capo, lei, senza indugiare, si diresse verso un altro militare porgendogli la stessa domanda. Il suo sguardo era assente, assorto, e Torretta si chiese se davvero avesse visto il figlio, o se più probabilmente stava sperando di rivederlo ancora. Poco dopo un'anziana lo raggiunse porgendogli del pane e un bicchiere di vino; aveva il viso corrucciato e della fuliggine sulle spalle, ma sorrideva accogliente e premurosa:

«Grazie, grazie di averci liberato» ripeteva, «ce ne siamo stati in casa» aggiunse, «nascosti in cantina che neanche abbiamo visto come sono fatti i tedeschi».

Alcuni colpi di fucileria, poco distanti, echeggiarono tra le pareti delle case. Si combatteva ancora e a pochi chilometri da lì, pensò Torretta, non era giunto ancora il momento di fare festa. L'anziana però gli porgeva il bicchiere con una tale gentilezza che si sentì obbligato a berne un sorso, prima di ritornare sui suoi passi. Una volta tranguigiato il vino garbo e scurissimo, tornò lesto nei pressi della chiesa, dove il generale Rocca stava dando disposizioni a gran voce. Sembrava, a vederlo così deciso e autoritario, un condottiero romano in uniforme imperiale. Accanto a lui, gli altri ufficiali sembravano perdere quello smalto che di solito li caratterizzava. Giungendo sul piazzale Michelangelo incrociò lo sguardo del tenente Landini, che appena lo vide scendere dalla scalinata, lo raggiunse inquieto:

«Tenente, la stavo cercando, dove s'era nascosto?»

Lui gli restituì uno sguardo assente, la sua attenzione era stata attratta dal cumulo di corpi sistemati accanto all'infermeria.

«Sono andato a controllare il paese» concluse infine.

Landini alquanto irritato lo informò che si sarebbero subito rimessi in marcia: il colonnello Alliney si era già avviato in direzione del monte Pala e i colpi di fucileria, che senz'altro aveva sentito anche lui, erano stati esplosi dalle retroguardie tedesche che fuggivano sulla strada per Pradis.

«Non c'è tempo da perdere», lo redarguì Landini, «il generale Rocca intende proseguire per aprire la via fino a Clauzetto, ed è probabile che i tedeschi si stiano organizzando non distante da dove ci troviamo».

Un'ora dopo, presso le case di Forno, un piccolo abitato sulla strada per Pradis, il primo dopo Pielungo, la 70ª compagnia del battaglione *Gemona*, supportata dal primo e secondo battaglione del 36° reggimento fanteria, entrò in collisione con il *Garde Reserve Jàger Battalion*, un reparto comandato dal maggiore Konrad von Stülpnagel.

Il battaglione tedesco era stato inviato al mattino a supportare i cacciatori impegnati a Pielungo, quando però questi avevano dovuto ripiegare a causa della risposta italiana, il maggiore aveva scelto il piccolo borgo di Forno, come linea difensiva, accogliendo tra le proprie file coloro che fuggivano.

Il primo colpo venne esploso da un alpino del *Gemona*, il sottotenente Cravero, che, guidando i suoi alpini sulla mulattiera verso Pradis, aveva avvistato una pattuglia di tedeschi in ripiegamento. Lanciò risoluto i suoi soldati in avanti, il sottotenente Cravero, dopo aver colpito uno degli uomini della pattuglia, e si fermò solo nei pressi dell'abitato di Forno, dove trovarono ad attenderli il battaglione di Jager del maggiore Von Stülpnagel. Il sottotenente cadde colpito a morte vicino ad una cappelletta di montagna, i suoi uomini però continuarono l'attacco e presto giunsero a rinforzo anche gli alpini del *Monte Canin*.

La battaglia infuriò per tutto il pomeriggio con rapidi ribaltamenti di fortuna, e il piccolo Borgo divenuto centro della battaglia venne conquistato e perso più volte sino a che all'imbrunire, dopo la morte del maggiore Von Stülpnagel, i reparti tedeschi ripiegarono lasciando libero accesso all'abitato. Quando il buio si fece più denso, il generale Rocca si era sistemato con il comando presso la cappelletta di Forno e nel silenzio del dopo battaglia stava festeggiando la seconda vittoria della giornata: a Pielungo e Forni, inneggiava, in quel mentre il tenente Torretta, di ritorno da un giro di perlustrazione, trovò il corpo del tenente Cravero nascosto tra dei cespugli dietro la cappelletta. Aveva gli occhi chiusi e le braccia conserte sul petto, segno che un commilitone lo aveva sistemato perché potesse andare in pace.

Michelangelo segnalò il ritrovamento agli uomini dell'infermeria, che dopo breve sopraggiunsero a recuperare la salma. Assieme a loro arrivò anche un soldato, l'aspirante Giordano Vidoni, che aveva partecipato all'attacco. L'aspirante era stato medicato per una ferita alla spalla che gli sanguinava ancora attraverso le bende, ma nonostante la ferita si inginocchiò accanto al corpo dell'amico carezzandogli delicatamente la fronte, quindi attese che la salma venisse caricata sulla barella e la accompagnò camminandovi a fianco. Torretta assistette alla scena in silenzio, partecipando commosso alla dignità di quel saluto, e si chiese se qualcuno avrebbe fatto lo stesso per lui, si chiese se se lo meritava. Poi, vergognandosene, scacciò quel pensiero per entrare nella cappelletta e riferire quanto aveva appreso dagli ufficiali sistemati nelle case di Forno: i reparti tedeschi avevano ripiegato solo per organizzarsi meglio, gli aveva detto un capitano della 70ª compagnia del *Gemona*, non c'era da illudersi circa i ripiegamenti rapidi del nemico. Prima di intervenire sentì il generale Rocca elogiare il coraggio del capitano Tuffanelli, deceduto a Pielungo, e commentare con il generale Taranto che il giorno dopo avrebbero senz'altro sfondato le resistenze su Pradis e da lì, oltrepassando Clauzetto, si sarebbero incuneati tra le truppe nemiche in pianura.

Torretta ricordava il capitano Tuffanelli, se lo rammentava in sella al suo cavallo sorridente e volitivo come si confaceva al suo ruolo. Era il valoroso comandante di un reparto dei Cavalleggeri d'Alessandria, e assieme ad alcuni bersaglieri aveva resistito fino all'ultimo a Pielungo. Andava fiero dei suoi cavalleggeri e del loro coraggio, anche se parlava sempre del desiderio di trasferirsi nell'aviazione, in quanto diceva "gli aerei sono i cavalli del futuro". Torretta si chiese se non sarebbe stato più utile quel giorno averlo come aviatore il capitano Tuffanelli, magari avrebbe potuto informarli sulle reali dimensioni delle forze che si trovavano contro.

Nello stesso istante in cui questi pensieri attraversavano la sua mente, poco più a sud, il comandante della *Deutsche Jäger-Division* si incontrava con i reparti stabilitisi a Pradis per verificare se avessero bisogno di un aiuto. La divisione tedesca, un reparto istituito dal comando imperiale e rinforzato da truppe scelte, era in transito dal pomeriggio verso Longarone con il compito di sfondare sull'alto Piave, un'operazione studiata a tavolino dallo stesso generale Krauss. Il comandante però aveva interrotto la marcia sentendo i bombardamenti dello scontro di Pielungo che lasciavano presupporre forze italiane consistenti in transito nella vallata di Pradis. Si parlava, nelle informative del comando tedesco, di una divisione dispersa tra le montagne, ma non c'erano indicazioni precise su dove fosse.

A Pradis – 6 Novembre 1917

Al termine della battaglia di Forno i reparti italiani vennero riorganizzati, «era necessario procedere» insisteva il generale Rocca, «giungere a Clauzetto e da lì puntare alla pianura friulana».

E così il cannoneggiare riprese vigoroso alle due di notte del 6 novembre 1917, e nel buio della notte brillarono nel cielo i proietti dei pezzi d'artiglieria che gli Alpini erano riusciti a portare sulla cima del colle di Pielungo, il punto più elevato dell'intero fondovalle. Più in basso drappelli di soldati si lanciavano a suon di "Savoia", contro gli impenetrabili muri di piombo delle mitragliatrici tedesche: era cominciata la battaglia decisiva.

La valle di Pradis s'inarca rugosa tra il monte Pala a sud e il monte Taiet a nord, sul quale fin quasi al centro della valle s'incunea il più basso monte Dagn. La valle si allontana dall'Arzino principiando con il colle squadrato di Pielungo, che funge da tappo sull'imbocco, quindi scende ospitando, in ordine, Iuris, Forno, Orton, Pradis di Sopra, Pradis di sotto e infine Clauzetto.

Il grosso dei reparti italiani, costituito in avanguardia dal battaglione *Val Fella*, dal 2° squadrone cavalleggeri d'Alessandria, dal 36° e dal 49° fanteria e dalla 21ª e 56ª batteria da montagna, seguiti dal resto delle truppe tra cui il 15° bersaglieri e alpini del gruppo Rombon, s'erano concentrati nel centro della valle, distendendosi su un fronte che dal sentiero per Tascans, uno dei piccoli borghi di fondovalle, si allarga fino alle pendici del monte Dagn, il corpo centrale di sfondamento immaginato da Rocca. Due colonne leggere invece, una comandata dal colonnello Alliney e l'altra dal maggiore Sansoni, erano impegnate a scavalcare il monte Pala per raggiungere la prima

Vito d'Asio e la seconda Clauzetto da posizione dominante così da cogliere le truppe tedesche alle spalle, mentre una terza e ultima colonna doveva aggirare il monte Dagn e da qui proseguire per Gerchia e scendere poi nuovamente a sud per rinforzare il centro. L'intero attacco era stato pensato dal generale Rocca per liberare Clauzetto e da qui scendere verso la pianura friulana rallentando così l'invasione nemica, di cui peraltro si avevano poche e contraddittorie notizie.

Il generale Rocca e gli altri ufficiali al comando stavano appunto studiando le carte i prossimi passi da compiere, quando il tenente Torretta giunse a informarli che lo sfondamento che essi avevano preventivato non era ancora avvenuto.

«Generale» annunciò ansimante, «il colonnello Zampieri informa che le nostre truppe vengono fermate dalle postazioni di mitraglie nelle case abbandonate. Non riescono ad avanzare»

Rocca si precipitò alla finestra per cercare nei buio una conferma alle parole del tenente, i bagliori nel buio li poteva vedere anche da quel punto: il tentativo di sfondare si sarebbe sfilacciato tra i nidi di mitraglie.

Teso ma risoluto, si voltò verso il generale Taranto con cui stava studiando la cartina.

«Dobbiamo sfondare» esclamò, «dobbiamo superare a tutti i costi le mitragliatrici. Potremo organizzarci meglio una volta giunti a Pradis, ma ora dobbiamo superare questi piccoli gruppi armati, che ci sembrano numerosi e invece sono composti da piccole pattuglie».

Il generale Taranto annuì silenzioso, in quell'istante gli venne voglia di precisare che il suo piano era molto diverso da quello che Rocca aveva messo in azione, poi però squadrò il portaordini che attendeva speranzoso un ordine e subito dopo ritornò sul parigrado, proponendo severo: «Alla baionetta».

Rocca, confermò deciso «Si attacchi alla baionetta; dobbiamo sfondare e dobbiamo farlo prima che venga giorno». Quindi misurò il tenente Torretta con una contagiosa animosità alla quale il giovane ufficiale rispose sgusciando via nel buio più nero avviandosi cieco per i due chilometri che lo dividevano dalla posizione del colonnello Zampieri, l'ufficiale che per primo aveva incontrato la resistenza dei mitraglieri tedeschi.

Michelangelo prese di gran carriera il sentiero che taglia la via principale, indovinandone il tracciato grazie al riflesso della luna. Il sentiero era una scorciatoia, gli avevano spiegato, ma lui sino a quel momento aveva preferito seguire la strada principale. Ora però custodiva in animo la frase "si attacchi alla baionetta", più che un ordine uno spintone vero e proprio, un'esortazione, un gesto netto della mano. Forza, senza ulteriori indugi, non si pensi più: si agisca! E quella risolutezza gli spinse dentro il diaframma gonfiandogli il petto e costringendolo a stringere i denti, pronunciando il mento, e a correre per il sentiero buio.

In più di un'occasione, durante il tragitto, gli capitò di superare gruppuscoli di soldati che ciondolavano nel bosco in direzione della prima linea. Le espressioni che colse in quegli uomini lo infastidirono. Non avrebbe potuto dire che erano realmente pronti alla battaglia, piuttosto che vi si avviavano con lo slancio dell'abitudine, senza pensarci più di tanto, mettendo un passo dopo l'altro.

La stessa considerazione, invece, non si poteva fare per il suo trottare rapido e sincero, perciò per combattere la stanchezza del primo chilometro, si immaginò di vedersi dall'esterno, mentre zigzagava tra i rami bassi per raggiungere la sua destinazione nel più breve tempo possibile.

Le rapide sventagliate di mitra gli parvero d'improvviso il calpestio rapido di un animale, uno di quei cervi fieri e antichi che scorrazzavano per quegli stessi boschi. Adeguò quindi il passo a un'andatura ancora più sostenuta, muovendosi senza curarsi più di essere sul sentiero. Superò così, quasi senza fermarsi, il folto del bosco in cui si trovava, quattrocento metri di bassi cespugli sempreverdi, quindi s'arrampicò su di una piccola altura, dove ebbe conferma della bontà del suo percorso, e la discese poi di slancio seguendo uno dei ruscelli che confluivano nel torrente Foce che superò saltellando sicuro tra le pietre slavate. Pochi minuti dopo si presentò, non senza affanno, dal colonnello Zampieri per riportare l'ordine del generale Rocca.

Il colonnello però, ben conscio dell'importanza della sua posizione, aveva appena dato l'ordine di attaccare alla baionetta, perciò Torretta, nel baluginare dei proietti, non ebbe neanche bisogno di riportare l'ordine e assistette all'attacco del 3° battaglione che si lanciava urlante sul caseggiato in cima alla collina. In testa al brulichio di soldati il maggiore Frairia, una figura eroica e splendente, incitava i suoi uomini con una forza che ammutolì il tenente Torretta.

Dal caseggiato, una costruzione in pietra sviluppata su tre piani e accartocciata su una corte interna con alcune costruzioni più basse, proveniva il fuoco continuo e battente della Leicht Maschine Gewehre tedesca, infiorettato ogni ventina di colpi dal rumore sordo e rotondo dei Mauser.

La scena si riversò negli occhi di Michelangelo che per istinto portò la mano alla fondina della pistola. I corpi feriti dei soldati italiani giacevano a terra contorcendosi nel dolore, mentre gli illesi, guidati dal tenente Frairia, proseguivano incuranti, con gli occhi tondi e le bocche spalancate. Torretta aprì lentamente la fondina, continuando ad osservare la fiumana di soldati, l'esortazione "alla baionetta" gli spuntava a mezze labbra.

Le loro espressioni, si disse osservando i soldati all'attacco, erano piene d'orgoglio e di coraggio.

Afferrò il calcio della pistola sfilandola dalla fondina. La battaglia si infiammò ancora di più, e anche se il battere della mitraglia pareva inchiodarli vide alcun soldati avanzare coraggiosi. «Avanti, avanti», urlavano gli ufficiali tra gli alberi, mentre i soldati circondavano il caseggiato. «Avanti, avanti!» E Michelangelo, quasi incosciente, si avviò assieme ai corpi degli altri soldati, sulla salita verso il nemico. Corse come un forsennato, spingendo con tutta la rabbia che aveva, e lo stesso fecero gli altri soldati sparando e baionettando all'impazzata; sparando e baionettando all'impazzata fino a quando alcuni militari tedeschi, i serventi alla mitraglia, caddero oltre le finestre sul terreno ghiacciato. Erano stati raggiunti e sbudellati dai soldati italiani più numerosi della frequenza di fuoco.

S'interruppe così in pochi ultimi istanti il ronzio martellante della prima mitragliatrice e dopo breve s'affievolì la fucileria mentre la seconda mitraglia fuggiva tra le frasche del bosco. Infine rimase solo il guaire dei feriti, tra i quali, seppur incolume, si ritrovò Torretta. I soldati lo squadravano di sottecchi, mentre dal retro della costruzione si sentivano esplodere gli ultimi colpi in direzione delle nemico in ritirata. Quindi fu il silenzio, e poi fu il vociare della vittoria tra coloro che si rincorrevano dentro e fuori il caseggiato. Quando anche il vociare si ricompose rimase solo il borbottio doloroso del caporale Anacleto Croci, attendente di Sisto Frairia[11], mentre avvolgeva il corpo del suo maggiore per portarlo al vicino posto di medicazione a cui nonostante le preghiere non giunse vivo.

Un'ora dopo, riportando il racconto dell'attacco al generale Rocca e omettendovi la propria partecipazione, scoprì che altre compagnie italiane avevano seguito l'esempio del 49°, conquistando alla baionetta le postazioni nemiche assiepate sui colli, e avanzando fin alle porte di Pradis. Cominciavano nel frattempo i primi bagliori dell'aurora, l'ora più fredda della notte. Michelangelo si sistemò in un angolo buio della cappella con l'intenzione di chiudere gli occhi che gli bruciavano per la veglia e per il fumo della battaglia. Si accovacciò coprendosi con il telo tenda, e mentre si rilassava presero a scorrergli davanti le immagini degli ultimi giorni: il saluto al tenente Graberi, i soldati feriti che ripiegavano, il discorso del colonnello Alliney, la battaglia appena conclusa e il suo folle intervento.

In quell'istante, subito prima di addormentarsi, si sentì tranquillo: "aveva fatto la sua parte", si disse. Aveva giocato con il vento come Graberi e come suo fratello prima di lui.

Winderling a San Francesco – 9 Novembre 1917

Quando cominciarono a scorgere i primi tetti di San Francesco erano circa le due di pomeriggio. Da due giorni marciavano arrancando per ogni centimetro percorso, prima la discesa dal forte, quindi l'incontro con il nemico all'altezza del lago di Cavazzo, infine la traversata del Piciat in condizioni impossibili senza né tende né coperte, solo con qualche galletta come carburante.

I tetti di San Francesco scolpirono appena un sorriso nella fatica della marcia, anche perché il primo pensiero che accompagnò quella visione era la domanda se quei tetti fossero ancora italiani o se al loro interno si celassero orde di nemici pronti ad accoglierli, fucili alla mano.

Il maresciallo Fidenzoni ruppe il silenzio annunciando didascalicamente «San Francesco», e mentre lo disse, passò in rassegna i compagni che come lui si erano fermati.

Winderling avanzò di alcuni metri poi diede ordine di attenderlo, sarebbe andato a cercare una posizione da cui osservare meglio il paese, per capire se potevano avvicinarsi. In realtà desiderava che i suoi soldati parlassero tra di loro senza l'ingombrante presenza del suo grado, Leon lo capì subito, e cercò di incrociare lo sguardo del capitano nei pochi metri che anticiparono la curva oltre la quale scomparve.

Il primo a parlare fu il sergente Brighi, rivolgendosi al maresciallo Fidenzoni, suo diretto superiore al forte:

«Maresciallo, che si fa?»

Questi, temendo di contrariare il tenente Tomei, rispose candidamente che avrebbero atteso il capitano, perché spettava a lui la decisione.

Leon intervenne al termine della risposta, rivolgendosi in maniera provocatoria proprio a Tomei:

«Si tratta della nostra vita però, non sono più in gioco le sorti della guerra, ora si tratta di noi, non degli altri, non dobbiamo nulla a nessuno a questo punto».

In simultanea tutti i presenti si voltarono verso Tomei che si sentì così investito del compito di rispondere.

«Concordo con il soldato Leon» ammise, sorprendendo tutti, poi affilò l'espressione pronto al litigio «si tratta della nostra vita e non di quella degli altri, si tratta di decidere se vogliamo viverla con il senso dell'onore o se preferiamo gettarla alle ortiche con la vigliaccheria di un coniglio».

In quello s'inserì il soldato Calvi tentando di disinnescare il litigio:

«Se ci dividiamo e se continuate a litigare ci prenderanno tutti, chi prima e chi dopo. Gli austroungarici e i tedeschi sono davanti a noi, non possiamo sperare che ci siano soluzioni semplici. Restiamo uniti e fidiamoci del capitano, ognuno ha il proprio ruolo».

La ragionevolezza del soldato Calvi parve fare breccia nell'animosità che la situazione e la stanchezza stavano risvegliando, insospettabilmente però, il soldato Tognacci, che di solito era il più accondiscendente, volle insistere sulla questione aperta dal tenente:

«Io però voglio dirvi che il mio desiderio è tornare a casa, tornare dai miei cari, tornare nel mio paese. Abbiamo dato tutto quello che c'era da dare, nessuno potrebbe darci dei vigliacchi».

Il tono sincero di quelle parole spiazzò il giovane Umberto Tomei, apparve logico e sensato a tutti quanto affermato da Sante Tognacci.

In quella riapparve il capitano Winderling.

«Continuate pure» esordì Riccardo «è importante per me conoscere la vostra opinione».

Fidenzoni si fece interprete dei pensieri degli altri:

«Capitano» esordì il maresciallo, «San Francesco potrebbe essere già in mano ai tedeschi, forse sarebbe meglio oltrepassarlo durante la notte, oppure potremmo mandare una persona a controllare, prima di andarci tutti assieme».

«Questa mattina a San Francesco non c'erano soldati nemici», commentò il capitano «ho incontrato un pastore che sta portando in montagna i suoi animali, e mi ha informato che truppe tedesche sono passate ieri e l'altro ieri per il paese ma hanno proseguito verso sud. Poi c'è stata una grande battaglia, perciò lui ha preferito salire con i suoi animali piuttosto che attendere che tornassero le truppe allo sbando».

Le notizia venne accolta dal silenzio.

«Il problema però è un altro», aggiunse Winderling, «il primo nemico siamo noi, la nostra paura e la nostra indecisione».

Detto questo si portò in mezzo ai suoi uomini, «Vi ho chiesto molto, e mi avete dato molto, non posso negarlo. Non è mia intenzione chiedervi altri sacrifici, e tanto meno intendo convincervi a fare qualche cosa che non volete». Il soldato Leon abbassò impercettibilmente lo sguardo.

«L'unica cosa però che pretendo, come uomo, prima ancora che come ufficiale, è che decidiate autonomamente quello che volete fare e che lo decidiate ora e una volta per tutte».

Sull'onda dell'enfasi dell'ultima parola Tomei avrebbe voluto aggiungere una sottolineatura, un accento d'orgoglio. Il capitano però lo zittì con un gesto brusco della mano e aggiunse solennemente: «Farò tutto il necessario per ricongiungermi all'esercito italiano, andrò a San Francesco, cercherò la strada migliore per proseguire, affronterò i pericoli che mi si porranno di fronte e guiderò coloro che vorranno affrontare questa strada con me», poi, dopo aver fatto decantare queste prime dichiarazioni, concluse:

«Ma non lo farò per il Comando, per la patria o per il Re. Lo farò per tutti i soldati che ho visto morire, per quelli che ho mandato a morire, e per quelli che non lontano da qui, combattono ancora».

L'ultima precisazione tolse ai presenti la voglia di aggiungere altro, non solo le parole, ma anche il tono, serio al limite dello sconforto. Uno sbuffo di vento provocò il rumore d'argento delle foglie di faggio, mentre alta nel cielo, la nuvolaglia grigia si sfilacciava a grumi come il cotone di scarsa qualità degli ospedali da campo.

«Andiamo al paese» confermò Brighi, «dobbiamo ricongiungerci al nostro esercito quanto prima» tutti gli altri annuivano mentre parlava.

S'avviarono perciò decisi a San Francesco e lo raggiunsero verso le 19 e 30, con la sera già matura e il freddo della notte incombente.

Trovarono riparo nella stalla abbandonata dal pastore che il capitano Winderling aveva incontrato quella stessa mattina. Il padre li accolse ben volentieri quando gli spiegarono chi erano. Ma nonostante la riservatezza con cui li nascose, ben presto in paese si seppe che dei soldati erano sistemati nella stalla del Toni, e con la notte, scivolando nell'oscurità, i capifamiglia si presentarono dal Toni sia per avere informazioni dai soldati italiani, che per raccontare loro quello che sapevano della battaglia che si era combattuta nella valle di Pradis: nel tono dei loro racconti, già si notava l'enfasi di un avvenimento destinato a divenire epico.

«Hanno resistito fino all'ultimo», sosteneva un uomo, e l'altro rincarava la dose «credo che non ne sia sopravvissuto nemmeno uno, erano in 300 ma hanno combattuto come fossero 3000». E ai racconti si aggiungevano i consigli: «dovete andare a Nord», diceva uno, ma un altro, in disaccordo, interveniva: «no fermatevi qui, vi faremo passare per civili». E un altro ancora: «Dovete raggiungere Tramonti, lì non sono ancora arrivati». Informazioni che il capitano Winderling accoglieva di buon grado, inframezzando il discorso con domande su come fossero vestiti quei soldati, che tipo di armi possedessero, se c'erano automezzi, cannoni, cavalli o altro. Ma queste ed altre domande venivano fatte da quasi tutti i fuggiaschi all'indirizzo dei civili di San Francesco, molte domande a cui questi non sapevano cosa rispondere, non conoscevano la situazione della guerra se non per quanto riguardava la loro zona, e anche per quella, in verità, le informazioni non erano poi così chiare. Solo il soldato Calvi rimase in silenzio durante il pasto. Si mise in disparte gustando lentamente la propria razione; sembrava il più calmo di tutti quella sera. Tanto che un paio di volte Winderling lo cercò con lo sguardo per carpirne i pensieri o perlomeno per verificarne lo stato d'assennatezza.

In verità Calvi stava ascoltando la discussione ma preferiva starsene defilato. Il sogno della notte precedente l'aveva scosso richiamando alla memoria una moltitudine di ricordi. «Devi ascoltare le persone senza essere interessato a quello che dicono», le diceva sua madre. Se invece ti comporti come se nulla di quello che dicono ti possa sorprendere, vedrai che pian piano la versione reale della storia salterà fuori da sola, senza fare nulla». Proprio a questo stava pensando quando incrociò lo sguardo preoccupato del capitano Winderling, e ripensando al sorriso di sua madre, rassicurò il capitano con un sorriso altrettanto piacevole e tranquillo.

«Il tempo non esiste», diceva sua madre, «prima, dopo o durante non conta, quando osservi il mondo con gli occhi dell'anima vedi il passato e il futuro nella stessa maniera, però non puoi fare nulla, ti puoi solo preparare affinché il tuo destino si compia con dolcezza, senza paura e senza rimpianti». Quella era la parte del discorso che sino ad allora non era riuscito a comprendere. Non si può fare nulla? Neanche quando sai che sta accadendo qualche cosa di brutto?

Sua madre era magra e alta come era lui adesso, e in paese si diceva che avesse "il dono", anche se quando lo dicevano nei loro sguardi c'era la paura più che l'ammirazione.

«Cos'era quel dono di cui tutti avevano paura?», le aveva chiesto un giorno, e lei gli aveva carezzato la testa per rincuorarlo rispondendogli che «la prima regola è non avere paura, perché la paura ti avrebbe impedito di comportarti con dignità, e qualunque cosa ti accade, la dignità è la cosa più importante». Forse aveva il dono anche lui, penso Calvi.

Al termine del pasto gli abitanti di San Francesco rincasarono lasciando i fuggiaschi a riposare. Il maresciallo Fidenzoni, il soldato Tognacci e il sergente Brighi s'addormentarono quasi subito, il tenente

Tomei si sistemò accanto alla porta posteriore della stalla, in quella che considerava una posizione utile nel caso in cui dovessero entrare dei nemici. Il soldato Leon, si mise a rassettare le poche stoviglie, mentre il capitano Winderling si avvicinò al soldato Calvi che s'era accovacciato in silenzio nella zona sotto la scala.

«Silenzioso, Calvi?»

Piergiorgio stava quasi per addormentarsi, quando Winderling si era avvicinato, e ricambiò il capitano con uno sguardo assonnato e un viso ceruleo.

«Tutti abbiamo bisogno di un amico», bofonchiò il soldato come in un sogno.

«Cosa intendi?» rispose sorpreso il capitano.

«Come? Cosa?» replicò agitato Calvi.

Winderling sorrise, gli passò una mano sulla spalla e concluse l'improbabile scambio di battute lasciandolo dormire.

Sveglia a San Francesco

Le prime luci dell'alba colsero il tenente Tomei appostato alla finestra della stalla in attesa del risveglio dei suoi commilitoni. Un rumore improvviso lo fece voltare di scatto, quando però vide che si trattava del figlio del padrone di casa che portava il latte e il pane per colazione, si rilassò levando la mano dalla pistola e andando a svegliare gli uomini che dormivano lì accanto. Il ragazzo di non più di dodici anni con i pantaloni corti nonostante il freddo, sistemò la pentola con il latte e il cesto del pane sopra una balletta di fieno, quindi, muovendosi con circospezione, se ne andò infilandosi per una porta nel sottoscala che il tenente Tomei, la sera prima, non aveva nemmeno notato. Winderling e il sergente Brighi rientrarono in quell'istante. S'erano svegliati una decina di minuti prima di Tomei ed erano usciti nel brivido dell'aurora per controllare che non ci fossero soldati tedeschi in vista.

Pian piano il gruppo si mosse attirato dal soffice profumo che il latte diffondeva nell'aria fredda del mattino, ma con il tepore del pasto riemerse anche il dubbio su cosa fare per riunirsi all'esercito italiano.

Il maresciallo Fidenzoni, che la sera prima s'era intrattenuto con uno dei paesani che li avevano accolti, e che, secondo quanto diceva il maresciallo, era un esperto dei sentieri circostanti, disse che attraverso una via che s'inerpicava sul vicino monte Zuc di Santis avrebbero potuto raggiungere Tramonti, disse inoltre che s'era fatto spiegare con precisione come il sentiero si dispiegasse sulla montagna e mostrò alcuni appunti con i quali contava di saper distinguere quel sentiero tra numerosi che su quelle montagne costituivano un fitto reticolo.

Il sergente Brighi confermò tutti consigliavano la strada per Tramonti e non la discesa per la val d'Arzino, dove raccontavano s'era combattuta solo due giorni prima una tremenda battaglia. Le notizie dello scontro però non erano certe, precisò Tomei, e non era il caso di basarsi sulle opinioni di alcuni civili impauriti, aggiunse. In effetti, commentò Winderling, era possibile che i reparti italiani si trovassero a pochi chilometri da loro, ma tenuto conto della conformazione del territorio rischiavano davvero di non ricongiungersi con i reparti italiani che senz'altro stavano apprestando una linea di difesa.

Il discorso s'interruppe quando dalla porticina del sottoscala emersero tre persone, il padrone dello stabile, il figlioletto dodicenne che poi si scoprì essere il nipote, e un terzo uomo che la sera prima non era presente.

Winderling e Tomei portarono istintivamente la mano alla pistola, ma il terzo uomo, intuendo i dubbi dei due ufficiali, li rassicurò mostrando le palme delle mani.

«Mi chiamo Albino» sussurrò, «vengo da Forno, dove c'è stata la battaglia».

Il padrone della stalla confermò annuendo in silenzio. Quindi i tre civili si avvicinarono accomodandosi sul pagliericcio.

«Dovete andare avanti» disse Albino. «Non sappiamo quanto tempo ci vorrà perché tornino i tedeschi, a Forno hanno già riunito la gente e stanno controllando che non ci siano dei militari confusi tra i civili. Fanno domande a tutti e chiedono le parentele, se qualche cosa non quadra lo scoprono presto; e sette uomini in età di far la guerra, in un piccolo paese come San Francesco, non passerebbero certo inosservati».

Leon intervenne sostenendo il piano del maresciallo Fidenzoni:

«Capitano dovremmo cambiare le nostre divise militari con abiti civili e percorrere il sentiero fino a Tramonti».

Il gruppo di soldati rimase in silenzio, le notizie portate da quell'uomo gettavano nuova luce sulle considerazioni appena fatte.

Winderling, seppur titubante, si rivolse ai civili:

«Avreste degli abiti da venderci?»

Albino, annuì, disse anzi che aveva portato via di casa i pochi vestiti che gli restavano, e che glieli avrebbe volentieri regalati, se non fosse che doveva pensare a dar da mangiare alla sua famiglia. Il tenente Tomei intervenne interrompendoli:

«Non possiamo abbandonare le divise, capitano, potremmo essere considerati dei disertori».

Albino confermò riprendendo a parlare:

«È vero, è vero, dovete stare molto attenti, ho sentito parlare della fucilazione di alcuni soldati italiani giudicati disertori dai loro stessi ufficiali».

Un rapido scambio di occhiate tra i soldati sottolineò la gravità della cosa, Winderling evitò accuratamente di girare lo sguardo, e in special modo di dirigerlo verso il soldato Calvi, di cui ricordava ancora molto bene le parole 'possiamo solo morire, essere fatti prigionieri o pagare il prezzo della sconfitta. Non c'è gloria per dei soldati senza vittoria'.

«Però non possiamo neanche affrontare da soli l'esercito austriaco» aggiunse Tognacci, «dobbiamo avanzare, rimanere nascosti e avere fiducia».

Winderling, cogliendone l'afflato, continuò sul tenore del soldato, con cui ricordava di aver scambiato un paio di battute una notte sul forte.

«Indosseremo abiti civili sopra le divise» propose, «da lontano non sembreremo dei soldati, e ci proteggeranno dal freddo. Per quanto riguarda la strada da prendere» aggiunse, «raggiungeremo Tramonti, e lì decideremo per la tappa successiva».

Il tenente Tomei parve poco soddisfatto della scelta, la speranza di ricongiungersi con l'esercito italiano lo aveva fino a quell'istante sorretto, e avrebbe volentieri rischiato il tutto per tutto pur di riuscirci, ma i suoi camerati erano di tutt'altro avviso, notò osservandoli, e non poteva certo fare di testa sua.

Alcuni minuti dopo indossavano gli abiti civili sopra le divise, giacche cappotti e pantaloni forniti dal Albino e da Antonio. Quindi, mentre il sole cominciava a riscaldare i comignoli delle case e la brina riluceva su bordi erbosi delle strade, s'infilarono nel rado bosco novembrino, proponendosi di raggiungere il paese di Tramonti entro sera, una scarpinata di sedici chilometri che dopo quelli già percorsi nei giorni precedenti si presagiva tutt'altro che leggera.

Giunti al principio della salita si divisero in due gruppi, uno d'avanguardia con il maresciallo Fidenzoni, il tenente Tomei, il soldato Leon e il Sergente Brighi e uno di retroguardia con il capitano Winderling, il soldato Calvi e il soldato Tognacci.

S'avviarono così alla salita distanziandosi di circa un quarto d'ora, l'avanguardia doveva lasciare delle tracce del proprio passaggio legando dei fasci di paglia agli alberi accanto il sentiero. Qualora la retroguardia non avesse trovato il segnale sulla propria strada, dovevano desumere che i primi erano caduti in un'imboscata nemica e perciò avrebbero dovuto controllare bene il territorio prima di procedere.

Fuga – 8 Novembre 1917

Michelangelo lo fissò per un lungo istante sperando che si lamentasse, o che fornisse almeno un qualche segno a cui appellarsi per intercedere con il generale Rocca. Invece il sergente Ricordi, uscendo dall'androne in cui s'era improvvisato il processo, continuò a trascinare i piedi, senza alzare lo sguardo, fin sul limitare del caseggiato dove si era posizionato il plotone d'esecuzione. Giunto al punto indicato da un grosso sasso, attese alcuni respiri prima di voltarsi e porgere il fronte ai suoi esecutori. Quindi, con cerimoniosa lentezza, alzò gli occhi grigi al cielo mostrando il volto colmo di profonda dignità.

Michelangelo approfittò dell'istante per avvicinarsi al cerchio degli ufficiali.

«Generale, che senso ha, in questo momento? Lo lasci vivere, la prego».

Rocca non lo degnò di uno sguardo: puntava un'espressione furente sul sergente con la macabra intenzione di godersi lo spettacolo.

Torretta si fece più audace, arrivò accanto al generale afferrandolo per un braccio.

«Generale, la prego, è una morte inutile».

L'aria sembrava immobile, mentre gli alti ufficiali fissavano sorpresi quell'insolente portaordini.

«Tenente!» lo apostrofò il colonnello Murari.

Rocca continuò ad ignorarlo, offrendogli così la possibilità di ravvedersi; opportunità che Torretta sembrava intenzionato a non accogliere. A quel punto il capitano Nussi lo afferrò per una spalla, allontanandolo dal generale e dalla cerchia degli alti ufficiali.

Michelangelo cercò di divincolarsi, ma Nussi, deciso a salvargli la vita, lo trattenne con la forza, impedendogli di muoversi e di parlare.

Quindi lo trascinò a lato, mentre il capo plotone consegnava i caricatori ai soldati.

Nel breve trambusto tra lui e il capitano Nussi, incrociò lo sguardo del sergente Ricordi. Il suo viso era calmo, l'espressione bonaria e gli occhi emanavano una lucidità spaventosa.

Cogliendo la sua sorprendente tranquillità, Torretta si placò. Osservò gli ufficiali allinearsi accanto al generale Rocca, guardò il plotone d'esecuzione caricare e puntare, e si rese conto, incredulo, che la vita di un uomo stava per spegnersi inutilmente.

In quell'istante diedero il «fuoco!» e il sergente Ricordi stramazzò al suolo senza vita in una giornata fredda e ventosa del 1917.

«Proseguiamo», esclamò il generale Rocca nel silenzio succedutosi alla fucilazione. Il tenente Torretta si divincolò dalla presa del capitano Nussi, e si avviò deciso verso il generale. Poi però di colpo si fermò, colto da un ripensamento improvviso; si sbottonò i primi due bottoni della giacca e il primo della camicia: faticava a respirare. Il capitano Nussi gli si avvicinò, sostenendolo per il braccio e accertandosi che stesse bene. Torretta ricambiò il gesto con un sorriso ebete, una vampata di caldo gli percorse l'addome. Si sentiva nudo e squallido e sentiva dentro una profonda vergogna. Tutto questo non aveva senso si disse, ripassando mentalmente quello che era accaduto nei due giorni precedenti.

Ripensò a quando, dopo aver partecipato all'assalto alla baionetta, era tornato al comando addormentandosi in un angolo della chiesetta. S'era assopito placido convinto che nulla potesse fermarli, però era stato svegliato bruscamente alle 7 e mezza dal frastuono di un bombardamento tedesco sulla sinistra del fronte italiano.

Il tenente Landini lo aveva informato del fatto che nonostante i nidi di mitraglia fossero stati espugnati alla baionetta, il fuoco nemico, con il sorgere del sole, si era intensificato su tutto il fronte e in particolar modo sulla parte sinistra dello schieramento.

Gli ufficiali italiani, e per primo il generale Rocca, non si capacitavano del fatto che giunti così vicino a Pradis, tutto d'un tratto l'obiettivo sembrasse di nuovo così lontano. Avevano rincalzato le posizioni del 49° con i reparti del 36° che dopo la battaglia di Forno si erano riorganizzati. Nonostante questo sembrava che le truppe tedesche stessero effettuando, con le prime luci del giorno, un lento ma inesorabile allargamento della linea di contatto, una manovra finalizzata ad accerchiare le truppe sul Campone e chiuderle in una stretta. Era dunque necessario aumentare il fuoco e così le artiglierie italiane erano state fatte passare, a forza di braccia, oltre il torrente Foce e più o meno alle 10 e 30 riuscirono a rinforzare l'attacco. Una risorsa insperata che aveva di nuovo instillato l'ottimismo nel generale Rocca e nei suoi ufficiali.

Alle 12 e 30 sembrava, secondo alcune informazioni riportate dallo stesso Torretta, che la vittoria fosse prossima. Il generale Taranto, che contava ancora di ricevere informazioni dal gruppo Alliney e dagli uomini del capitano Sansoni, inviati su Vito d'Asio e Clauzetto per accerchiare le posizioni tedesche su Pradis, stimava che la manovra avrebbe dovuto dare i suoi primi frutti nel primo pomeriggio, il tempo necessario perché le due colonne risalissero la carrabile verso Pradis. Nessuno, in quel preciso istante, poteva immaginare che già durante la notte il grosso di entrambi i gruppi era stato fatto prigioniero dalle truppe di rincalzo della *Deutsche Jäger-Division*.

Presto il pensiero che la linea nemica non poteva essere sfondata, cominciò a serpeggiare tra i soldati. Un'intera compagnia del 36°, accerchiata e sottoposta a intenso fuoco di mitragliatrice, cominciò a sventolare dei drappi bianchi in segno di resa. La notizia giunse al comando facendo precipitare l'umore del generale Rocca e degli altri ufficiali riuniti nella chiesetta di Forno. Poco dopo giunse un soldato dalle retrovie segnalando l'avvistamento di truppe nemiche appiedate sulla strada di San Francesco, per ora solo drappelli d'avanguardia che però presagivano l'arrivo di truppe da Nord, un'evenienza che li avrebbe chiusi da tutti i lati nella vallata di Pradis.

Sfondare diveniva ancora più importante, e nel più breve tempo possibile.

I comandi esortarono ancora le truppe, pur sapendo che stavano combattendo ininterrottamente da più di 36 ore. Ma la notizia che un'eventuale ripiegamento a Nord era impossibile, si diffuse provocando il panico generalizzato. Gruppuscoli di soldati, separati dai loro ufficiali, cominciarono a sventolare bandiera bianca: le linee stavano rapidamente franando su loro stesse.

Il generale Rocca e gli altri ufficiali ordinarono allora di dirigere fuoco d'artiglieria dietro le truppe italiane: erano le 15 e 30 del 6 novembre, e si cercò di spronare con le cattive gli uomini a combattere e avanzare. Neanche le minacce però furono sufficienti a scongiurare la resa, anche perché era oramai chiaro che lo sfondamento era impossibile. Le forze nemiche erano numericamente superiori, meglio armate e stanziate in posizione vincente, non bastasse, ricevevano continui rinforzi, rincalzi e armamenti.

Dei soldati italiani, chi poteva si salvò fuggendo attraverso i sentieri del monte Dagn, abbandonando la posizione e squarciando così ancor di più il fronte. Altri invece si arresero al nemico a un ritmo tale da lasciar presupporre che entro un'ora il grosso dei reparti italiani sarebbe stato fatto prigioniero.

Il comando ben presto si rese conto che la battaglia era persa, e gli ufficiali decisero perciò di tentare la fuga: erano le 16 e 30 del 6 novembre 1917 e le truppe italiane, dopo aver combattuto coraggiosamente dall'alba del giorno prima, si arrendevano alla superiorità dei tedeschi.

Il tenente Torretta aveva assistito agli ultimi sconvolgimenti elencando al generale gli avvistamenti dei fazzoletti bianchi sul fronte, e quando il generale Rocca prese la decisione di ritirarsi, gli propose un sentiero che poche ore prima un civile aveva segnalato, imboccandolo in fuga. Nel frattempo il tenente Landini avrebbe raggiunto le postazioni su Pielungo per informarle della resa, successivamente si sarebbero riuniti sul suddetto sentiero.

Venne formata una colonna di circa duecento uomini che si avviarono verso Nord guidati dal generale Rocca che a sua volta si affidava a un soldato del luogo. Pian piano il gruppo s'infoltì recuperando i soldati che tentavano la fuga: circa 300 persone riuscirono ad allontanarsi dalla valle di Pradis poco prima che l'operazione di accerchiamento tedesca si chiudesse sulle truppe italiane.

Nonostante la guida locale e le carte militari, la colonna del generale Rocca dovette comunque vagare tutta la notte prima di trovare il sentiero per Tramonti di Sotto. Una volta imboccato il sentiero però, giunti nei pressi della Malga di Rossa, avvistarono delle truppe sul vallone del torrente Chiarzò, e temendo che si trattasse di nemici decidettero di deviare ancora verso Nord prendendo il sentiero di Palacoda fino a Tramonti.

Dopo una sfiancante marcia tra i boschi, giunsero con il fare della sera nei pressi dell'abitato di Tramonti di Sotto e con il favore delle tenebre oltrepassarono il Meduna, senza essere individuati dalle truppe tedesche che stazionavano in paese.

La mattina del sette novembre la colonna, abbandonata da coloro che si erano fermati durante il percorso o che avevano preso altre direzioni, si era assottigliata di almeno cento unità.

Sotto la pioggia battente si allontanarono dalla conca di Tramonti in direzione di Inglana; la maggior parte dei soldati non dormiva da tre giorni. Sul colle di Dodesmala, avvistati dei fili telefonici, si fermarono presso alcune stalle abbandonate, mentre un reparto di uomini, capitanato dal sergente Ricordi, proseguiva in avanscoperta per verificare dove portassero quei cavi del telefono. Presso le stalle il grosso della forza riposò attendendo inutilmente il ritorno dell'avanguardia, e il mattino dopo il generale Rocca decise di procedere senza ulteriori indugi.

Seguendo il percorso intrapreso la sera prima dal gruppo d'avanguardia raggiunsero dopo un'ora e mezza il posto telefonico catturandolo anche in forza della superiorità numerica. Al termine dello scontro, vennero liberati gli uomini del sergente Ricordi, il quale venne avviato a formale giudizio dal generale Rocca convinto che non potevano esserci altre spiegazioni se non che si erano consegnati al nemico senza combattere. Il sergente non oppose giustificazioni, chiese però di essere punito, lui solo, anche per gli altri uomini.

Dopo il processo e la fucilazione la colonna riprese la marcia avviandosi nel folto del bosco con l'intenzione di transitare lungo il greto di un torrente oltrepassando le linee nemiche che secondo una mappa ritrovata nel posto telefonico, insistevano nei boschi circostanti. Il tenente Torretta procedeva in coda al gruppo, ciondolando i passi tra le pietre umide assieme a un plotone di soldati a cui era stato affidato il compito di retroguardia. Il capitano Nussi gli aveva consigliato di starsene lontano dagli ufficiali, ma il consiglio era superfluo: non era in animo di accompagnare quegli uomini, piuttosto preferiva starsene appartato, nascosto, e in realtà avrebbe voluto scomparire.

La sua mente brancolava senza sosta nelle immagini della fucilazione e un pensiero, denso come una noce nello stomaco, gli rendeva difficile respirare. Il viso del sergente lo scrutava bonariamente in quelle immagini, senza paura e senza astio, eppure in qualche maniera si sentiva responsabile per quello che era accaduto, così come si sentiva responsabile della missione del tenente Graberi e dei suoi uomini. Poi la sensazione di responsabilità invase la sua anima. La prima ondata gli portò il peso della morte di suo fratello, un peso che non voleva accettare ma con cui aveva dovuto fare i conti ogni volta che gli occhi di suo padre erano rivolti su di lui con l'intenzione di convincerlo a fare la propria parte. Poi sentì il peso della delusione di sua madre, una carezza ruvida che lo compativa di non aver avuto il coraggio di opporsi alle bugie degli uomini, riferendosi in particolar modo alle bugie del padre. Poi giunsero come fantasmi le facce dei soldati caduti soltanto il giorno prima a Pielungo, immagini così fresche che la memoria non era ancora riuscita a separarle dall'odore: quella catasta di corpi ammonticchiati di fronte alla chiesa. Quindi gli venne in mente della morte del suo predecessore sotto il comando di Alliney, quel capitano Bianchi a cui era subentrato come l'ufficiale delle comunicazioni. C'era un cecchino che lo aspettava, gli aveva detto Graberi prendendolo in giro, un cecchino preposto a sparare all'ufficiale delle comunicazioni, l'aveva ancora deriso il tenente.

E in quell'istante avrebbe voluto averlo lì accanto quel cecchino, forse l'unica persona che avrebbe potuto sentire vicino. Se lo immaginò alto e biondo, poi però decise che non gli andava di stereotiparlo così banalmente e preferì pensare che fosse basso e moro, con le spalle spioventi e il torace ampio. Se lo figurò allungato sul fucile come un tutt'uno con l'arma, come fosse il calcio stesso del fucile. Quindi se lo vide passeggiare accanto, lì nel bosco vicino a lui. Aveva il fucile a tracolla e stava fumando una sigaretta guardandosi all'intorno con la curiosità di un bimbo che si chiede dove stanno andando. L'immagine si fece così reale che cominciò a percepirne la presenza, come un'aurea che insiste sul fianco sinistro. "Odore di aglio", pensò; lo sentì penetrare nel naso assieme all'odore delle foglie in decomposizione, e si voltò a guardare davvero che alla sua sinistra non fosse spuntato un soldatino tedesco: i riflessi della guerra confondevano il sogno con la realtà.

Poi si sarebbero seduti a parlare, pensò ritornando al suo sogno e sforzandosi comunque di guardare dove metteva i piedi. Si sarebbero seduti su una roccia raccontandosi della guerra, delle trincee, dei luoghi in cui il cecchino aveva dormito scomodo, per giorni e giorni, in attesa che qualcuno, nelle linee italiane, si muovesse. Ma nelle loro parole non ci sarebbe stato alcun peso, sarebbero state parole leggere come quelle di chi si sta salutando per rivedersi di lì a poco. Parole senza alcun dovere e senza responsabilità, parole schiette e vere appunto per la mancanza di conseguenze. «La guerra», avrebbe detto il cecchino. «I morti», avrebbe proseguito lui come per giocare alla lista degli argomenti da affrontare. «Il coraggio», avrebbe insistito il cecchino. «L'ipocrisia», gli avrebbe rintuzzato lui. Poi si sarebbero guardati, brindando alla sedia su cui sedevano, che magari sarebbe stata una di quelle di legno e midollino in un bar di Vienna. Ma perché non Torino, avrebbe voluto dire Torretta come per difendere la sua città.

In quell'ultima frase s'insinuò il rauco borbottio di una mitraglia. Gli uomini della retroguardia accanto a lui si lanciarono fra gli alberi, un reparto nemico li sovrastava da una collina posta sulla sponda sinistra del ruscello, e un altro reparto, poco più avanti, insisteva sul grosso della colonna.

Gli uomini fuggirono, si raccolsero tra gli alberi e poi si dispersero di nuovo perché anche dalla sponda destra cominciò a giungere il vociare risoluto della parlata tedesca. «Ci hanno circondati, ci hanno circondati», gridavano i soldati italiani mollando a terra i fucili. In quel preciso istante Torretta chiuse gli occhi felice di parlare con il suo cecchino. E non sentì più alcun rumore, fino a che non percepì un colpo allo stomaco che lo fece piegare in due.

"Arrivo", pensò, mentre riapriva gli occhi. E un certo disappunto gli si dipinse in volto, quando vide di fronte a sé un ragazzetto biondo e spaventato che dopo averlo colpito con il calcio del fucile, continuava a vomitargli ordini in tedesco affinché si distendesse a terra con le mani dietro la schiena.

La guerra era finita, si disse, perlomeno per lui e per i morti.

Le sorgenti del Meduna – 13 Novembre 1917

Un piede dietro l'altro…

Un piede dietro l'altro, come diceva mia Nonna…

«Un piede dietro l'altro e arrivi ovunque», borbottava il soldato Tognacci con il capo chino e le braccia allacciate sul petto.

E continuava a camminare con il suo ritmo e la sua andatura, come se nulla al mondo potesse fermarlo.

Il gruppo si era pian piano distanziato lasciandolo dietro, poi Calvi si era fermato e lo aveva visto avanzare con quell'andatura meccanica, tutta di volontà.

«Come va, Sante?»

Sante Tognacci non aveva la forza di rispondere alla fine della salita. Ebbe appena il fiato di sollevare un sorriso da sotto il bavero della giacca, un breve accenno di risposta che si spense appena vide la salita seguente.

«Fermiamoci qualche minuto» gli aveva proposto Calvi.

Ma la mente del soldato Tognacci era già qualche metro avanti, decisa a proseguire senza mai fermarsi. Era necessario, in quell'alba in fuga tra le montagne.

Era il terzo giorno di cammino dopo la parentesi di tranquillità nel fienile di San Francesco. La sera stessa, dopo che erano partiti, avevano raggiunto i confini comunali del paese di Tramonti e sebbene a vederlo da lontano sembrasse un tranquillo paese della montagna friulana, avevano scoperto che numerose squadre di rastrellamento tedesche si erano sistemate nelle case del paese in attesa di scovare e arrestare i soldati italiani in fuga dalla battaglia. Il capitano Winderling assieme al tenente Tomei s'erano arrischiati fino le prime case di Tramonti, poi però un plotone in sosta in attesa di qualche ufficiale, li aveva persuasi a tenersi alla larga. Si erano quindi riuniti al gruppo decidendo di proseguire sulla strada che scendeva verso la pianura, il percorso montano era troppo gravoso e aveva anche ripreso a piovigginare, una pioggia sottile e gelida che s'infilava fin dentro le maniche della divisa sotto gli abiti civili, l'umidità dentro le ossa.

Poco più a sud però avevano dovuto cambiare percorso, un grosso reparto tedesco stava salendo da Tramonti di Sotto e l'avanguardia era costituita da un battaglione motorizzato che illuminava la strada come fosse giorno.

Accecati dalle lampade si erano lanciati nella boscaglia correndo fino a quando le luci artificiali si erano affievolite tanto da confondersi con il riflesso della luna. Avevano poi continuato nella valle del rio Meduna, fermandosi solo a mezzanotte per accamparsi in una piccola rientranza tra due grandi massi franati all'alba dei tempi. Non si arrischiarono però ad accendere il fuoco, il paese di Tramonti era ancora in vista e potevano essere individuati anche solo per un fuocherello.

In quella notte gelida il corpo del soldato Tognacci s'era indebolito ed ora gli bruciava la fronte. S'era accoccolato nel punto più profondo della grotta perché sentiva che il freddo della notte gli stava entrando nelle ossa. Aveva sbocconcellato appena un pezzo di pane prima di addormentarsi tremante, sperando di dare al suo corpo il tempo di riprendersi per un altro giorno di cammino.

La mattina seguente però era riemerso carico di brividi, come se gli avessero infilato del fil di ferro dentro le vene. I suoi compagni lo avevano lasciato dormire a lungo ritardando la partenza, ma nonostante questo il sole timido delle dieci del mattino non riusciva a scaldarlo affatto, e benché se le sfregasse vigorosamente, le sua mani rimanevano gelide e pallide come fossero morte.

Un piede dietro l'altro, un piede dietro l'altro e arrivi ovunque, borbottava il soldato Tognacci con il capo chino e le braccia allacciate sul petto. E continuava a camminare con il suo ritmo e la sua andatura come se nulla al mondo potesse fermarlo.

C'era voluta tutta la sua volontà per riprendere il cammino, si era addirittura immaginato di dover andare alla festa del pane, quella che in estate si celebra nella piazza di Maiolo, il suo paese d'origine. E la mente gli aveva regalato il ricordo dell'odore, per rinvigorirlo, quel profumo così docile e materno che era in grado di rincuorarlo. Così aveva arrancato nel secondo giorno di marcia dopo San Francesco, il quarto dopo l'uscita dal forte sul monte Festa, sostenuto dai consigli della nonna e dal profumo del pane.

Poi Calvi si era fermato per farsi raggiungere da Tognacci e lo aveva visto avanzare in quella maniera meccanica, tutto di volontà erano circa le quattro del pomeriggio. Poco più avanti Winderling stesso aveva interrotto la marcia, dovevano trovare qualcosa da mettere sotto i denti, e magari un posto dove passare la notte, andare di fretta non li avrebbe comunque salvati.

S'erano quindi riuniti riposando una mezz'ora, quindi, con l'obiettivo di trovare almeno un capanno, s'erano avviati alla spicciolata, distanziandosi per evitare di cadere tutti assieme in braccia al nemico. Il tenente Tomei e il sergente Brighi erano partiti in avanscoperta, li seguiva il resto del gruppo suddiviso in coppie, il maresciallo Fidenzoni, da solo in retroguardia, chiudeva la fila.

Il cammino, costeggiando il rio Meduna e le sue innumerevoli cascatelle, serpeggiava nell'ombroso fondovalle sul percorso degli animali e presentava un paesaggio così surreale che di quando in quando capitava al tenente Tomei e al sergente Brighi di trattenersi alcuni istanti ad ammirare le forme geometriche più inattese: i rami degli alberi, le curve del ruscello bizzoso, le rocce grigie scavate. Ad un certo punto il cammino s'incuneò nella parete rocciosa del canalone, un percorso scavato dal fiume simile a una passeggiata sotto i portici, uno spettacolo sorprendente.

Winderling camminava silenzioso in compagnia del soldato Leon. Prima di partire aveva scambiato un paio di parole con il soldato Tognacci che nonostante il pallore, si era dichiarato pronto alla lunga marcia che li aspettava. Calvi, che ora camminava in coppia proprio con Tognacci, era preoccupato per le condizioni dell'amico, e riteneva improbabile che riuscisse ad affrontare un'altra giornata al ritmo sostenuto che avevano mantenuto sino ad allora. Winderling ne era consapevole, lui stesso cominciava a sentire le conseguenze del freddo e della fatica; quel giorno, comunque, la priorità era e rimaneva il cibo, perciò avrebbero proseguito con calma, sperando di individuare lungo il cammino qualcuno a cui chiedere un aiuto.

Quell'aiuto si presentò agli occhi del sergente Brighi sotto forma di una casupola, seminascosta tra la vegetazione, sistemata su un piccolo pianoro al termine di una deviazione del sentiero principale. Decisero che il tenente Tomei si sarebbe avvicinato alla casupola per vedere se fosse abitata e se per caso non fosse già sotto il controllo delle truppe nemiche; nel frattempo il sergente Brighi avrebbe atteso il capitano Winderling e il soldato Leon.

La casupola, poco più che una capanna, era adagiata su un declivio erboso e appoggiata ad una stalla rabberciata con dei tronchi recentemente abbattuti. Non appena si trovò sulla soglia del manto erboso, Tomei capì, dal rumore di stoviglie sciacquate, che la casupola era abitata. All'esterno delle fascine di legna secca e un paio di attrezzi di lavoro indicavano poco o nulla sugli abitanti della casa, poco dopo, però, quando la porta si aprì, ne sbucò fuori una bambinetta con un grosso secchio in una mano e una pila di pentole. Avrà avuto sì e no dieci anni, anche se pareva, a vederla così indaffarata, una donnina in miniatura. Dentro l'uscio, rimasto aperto, lampeggiava il fuoco del caminetto, e nella penombra dell'interno si potevano indovinare un ampio tavolone e dei mobili rustici. Tomei attese per vedere se usciva un adulto, poi, mentre la bambina di ritorno dalla stalla, si apprestava a richiudere la porta, uscì dal cespuglio in cui si era nascosto salutando con un buongiorno gentile.

La bimba si fermò con la mano sulla porta, poi si voltò verso il tenente e lo squadrò con fare serio e compunto.

«Il nonno non è in casa» disse severa.

Tomei si sentì invaso dallo sguardo della piccola, pareva crescere d'altezza mentre lo scrutava.

«Siamo affamati, potresti aiutarci per favore».

La bimba, per nulla intimorita, replicò seria.

«Siamo chi? Io vedo solo lei».

In quell'istante, dal bosco sul retro della costruzione, arrivò un uomo imponente come il tronco di una quercia. Aveva un'espressione gelida e la postura di chi è pronto a intervenire in una rissa. Quando la bambina lo vide, gli si fece accanto, perdendo in un'istante tutta la sicurezza che pareva aver avuto sino a quel momento.

«Chi sei?» si sentì apostrofare Tomei in quel friulano stretto che aveva imparato a conoscere negli anni di guerra.

Tomei avanzò di un paio di metri, teneva le braccia distanti dal corpo.

«Siamo un gruppo di soldati in fuga dalla battaglia, siamo stanchi e senza cibo, e abbiamo bisogno d'aiuto».

Il vecchio – Tomei aveva notato che l'uomo era circa sui sessanta – dapprima oppose un amaro silenzio, poi pian piano, dopo aver soppesato lo sguardo del giovane avversario, sembrò soddisfatto dalla sincerità della spiegazione, perciò la tensione iniziale si stemperò in un sorriso, e la bimba, che si era nascosta dietro le gambe del nonno, sembrò riacquistare tutta la giocosità che poco prima aveva perso.

Mezz'ora dopo il resto del gruppo giunse alla casupola, e mentre Winderling e il tenente Tomei si intrattenevano a parlare con il montanaro, gli altri si sistemarono nell'unica stanza del capanno, chi sulla panca e chi su dei tronchi improvvisati a mò di sgabelli. Il soldato Leon si mise ad osservare la piccola padrona di casa che, con la sicurezza di una massaia adulta, stava alimentando il fuoco per preparare la polenta.

«Sei tu la cuoca?» le chiese con gentilezza.

La piccola lo degnò appena di uno sguardo, tutta quella gente dentro in casa la metteva in soggezione.

«Io preparo le cose per la polenta» rispose dopo breve, «però la mescola il nonno, perché io mi stanco».

Leon sorrise di rimando alla piccola, quindi prese il mestolo che era appeso sul trave accanto al caminetto.

«Se vuoi, posso girarla io la polenta» disse.

La bimba lo osservò per un attimo, poi chiese seria:

«Ma sei capace di girare la polenta? Non è mica facile sai».

Leon le carezzò la testa, poi fece il gesto di girare il mestolo con due mani quindi confermò:

«La faccio anche io da quando sono piccolo, oramai sono diventato esperto» quindi allungò una mano e si presentò «io mi chiamo Leon, e tu?»

Lei si pulì sulla gonna, poi prese la mano del soldato e con un sorriso ampio rispose:

«Margherita» poi prima di mollare la presa aggiunse, «Io sono un fiore e tu un gatto».

«Beh, un gatto piuttosto grosso direi» replicò Leon.

«I leoni sono dei felini, come i gatti, c'era scritto in un libro. Però io non ho mai visto un leone».

«Eccolo qui» rispose Leon ruggendo, mentre gli altri soldati lo squadravano incerti.

Margherita scoppiò a ridere, e in quell'istante sembrò che il legno affumicato della capanna risplendesse d'argento.

Poi però la piccola scambiò una rapida occhiata con il nonno e si fece seria: "Non era il caso di fare tutto quel rumore", le diceva sempre quando scoppiava a ridere in quella maniera, "rischi di far scappare le capre".

Leon, nonostante il cambio d'espressione della piccola, mantenne un fare giocoso. Quella faccia da leone, stava pensando, gli era venuta proprio bene, e, seppur sottovoce, continuò a miagolare come un piccolo leone che si stiracchia nel sonno.

«Perché fuggite?» chiese d'acchito la piccola per farlo smettere.

Leon si ricompose aggiustandosi nella giacca, quindi controllò che gli altri soldati non li stessero ascoltando.

«Siamo fuggiti perché arrivano gli austriaci e i tedeschi».

Margherita interruppe i suoi mestieri, assunse un'espressione interrogativa e chiese ancora:

«E anche se arrivano gli austriaci che problemi ci sono?»

Leon dondolò il capo e si fece serio per rispondere.

«Gli austriaci sono cattivi e i tedeschi forse sono anche peggio, e se ci trovano come minimo ci mettono in galera».

L'espressione della bimba rimase perplessa, la spiegazione non le quadrava affatto.

«Questo non è vero. Mio nonno ci ha lavorato con gli austriaci quando c'era il conte, e mi ha detto che lo hanno sempre trattato bene, anzi mi ha detto che lui ha tanti amici dall'altra parte delle montagne, anche se non li vede da tanto».

Leon rimase a bocca aperta. Provò a balbettare qualche cosa, ma desistette subito non trovando nulla da replicare. Margherita notando la sua difficoltà si affrettò ad aggiungere:

«Forse dovreste far parlare il nonno, lui li conosce, e se ci parla forse vi lasciano stare».

Il fuoco avviluppò scoppiettando il grosso ceppo che la piccola aveva avvicinato alla fiamma, suo nonno nel frattempo si era avvicinato sentendo l'ultima frase della piccola.

«Dobbiamo andare a prendere l'acqua» le disse il nonno.

Leon approfittò dell'idea proponendosi di andare a prenderla lui, quindi afferrò il paiolo avviandosi all'esterno. Passando sorrise a Winderling che stava ricopiando delle carte geografiche che il nonno di Margherita aveva disegnato a mano nelle sue mattine di caccia.

Una volta uscito si avvide che il sole aveva da poco oltrepassato la montagna e che la luce rossastra nel cielo cominciava già a tingersi dei toni del viola serale. Il secchiaio, gli aveva detto il nonno, era subito dietro la stalla, ma doveva fare attenzione a non fare troppo rumore altrimenti le capre, sentendolo, avrebbero iniziato a fare un gran chiasso perché volevano ancora da mangiare.

Giunto nei pressi del secchio notò che il rigagnolo giungeva lì attraverso un lungo tronco lavorato a U, e strizzando gli occhi per seguire il tronco scoprì un sistema di tronchi che gli ricordò gli acquedotti dell'antica Roma. L'acqua, si rese conto, arrivava chissà da quale ruscello per soffermarsi nel grande tronco lavorato a secchiaio dal quale usciva per affioramento e con il medesimo sistema a grondaie, proseguiva per riguadagnare la sua libertà. Ammirato pensò che ai tempi del conte, come aveva detto Margherita intendendo il conte Ceconi, quell'uomo doveva essere stato un manovale provetto. E quell'opera rustica, ma funzionale, testimoniava senza dubbio tale perizia.

Quando affondò il paiolo nel secchiaio, gli parve di sentire dei rumori provenire dal bosco. Lavalo per bene, gli aveva detto Margherita, perciò non notando alcun movimento dal punto un cui gli parve fosse arrivato il rumore, si mise a sciacquare lentamente il paiolo prima di riemergerlo pieno d'acqua. Un altro rumore, questa volta più secco, attirò nuovamente la sua attenzione. Perciò, lasciando il paiolo nell'acqua si inginocchiò dietro al secchiaio per osservare di nascosto il bosco sottostante. Il rumore pareva quello di un ramo spezzato dal passo di un uomo. Un animale, si disse, non avrebbe fatto così poca attenzione a dove metteva le zampe.

Rimase così un paio di minuti, poi ad un certo punto grazie agli ultimi bagliori del tramonto, percepì nettamente delle figure umane che si stagliavano tra la vegetazione. La visione gli si ficcò in mezzo al petto togliendogli il fiato. Comprese subito che una squadra di soldati nemici si stava avvicinando e in assoluto silenzio scivolò fin sulla porta di ingresso della casupola, che per fortuna in confronto alla posizione del fienile, era posta in maniera tale che aprendola si nascondeva a quell'angolazione. Quando entrò, tutti notarono il suo pallore e la mano alzata nel segno del "fate silenzio".

«C'è una squadra in perlustrazione, arriverà qui entro pochi minuti», disse al capitano.

Questi, riavvolgendo le carte che aveva di fronte, si girò verso l'anziano che nella tensione suscitata dall'ingresso del soldato Leon, si era avvicinato a Margherita poggiandole una mano sulla spalla.

«Venite», disse il nonno, «uscirete dal retro. C'è un sentiero che sale sulla montagna e poi continua sulla costa oltre il canal grande del Meduna».

Margherita aveva un'espressione spaventata, nonostante questo, ebbe la prontezza di passare a Leon uno straccio con alcuni pezzi di formaggio che aveva appena tirato fuori dalla credenza. Alcuni istanti dopo, mentre il nonno si apprestava ad accogliere la squadra di tedeschi in arrivo, Winderling e i suoi uomini scomparivano nella pineta dietro la casupola camminando lentamente nel buio del sottobosco per non far rumore, e continuarono così a camminare per il resto della notte fino a che, con le prime luci dell'alba, scoprirono di aver oltrepassato l'ultima forcella e di avere di fronte la discesa verso Lesis prima e Claut poi. Ultimo, ma ancora del gruppo, c'era il soldato Tognacci, che camminava senza più borbottare.

Il Carteggio – 16 Novembre 1917

Il capitano Winderling fece segno ai suoi uomini di accovacciarsi, erano giunti nei pressi di un casale sulla strada di Claut, e sebbene fosse il primo segno di presenza umana dal giorno precedente, non potevano avvicinarsi alla leggera perché era probabile trovarvi una guardia tedesca. Voltandosi per controllare se avevano eseguito l'ordine, ebbe modo di osservare le condizioni estreme in cui la traversata li aveva ridotti. Il maresciallo Fidenzoni s'era accoccolato sotto un albero, era pallido ed emaciato e con tutta probabilità si stava ammalando. Il soldato Leon e il sergente Brighi, invece, erano seduti accanto a un basso cespuglio, Winderling cercando i loro sguardi notò che entrambi erano visibilmente smagriti, tanto che la testa del soldato Leon spiccava sul tronco sottile come la capocchia di un fiammifero. Poco dietro di loro il soldato Calvi sedeva accanto a Tognacci che, sorprendendo tutti, aveva continuato a camminare nonostante la malattia. Più volte, gli aveva raccontato Calvi, aveva cominciato a delirare borbottando versi sconnessi, eppure i suoi piedi non si erano fermati mai, anche nelle brevi soste con cui avevano intervallato il periglioso percorso di accesso alla Val di Gere, aveva continuato ad agitare una gamba o una mano, come se stesse camminando con i pensieri spiegava Calvi. Osservandolo meglio, Winderling notò che Tognacci stava roteando lentamente il pollice. Gli occhi del soldato erano persi, e la sua presenza in quel luogo e in quell'istante, era fisica tanto quanto un ricordo nostalgico. Nonostante questo l'incarnato del soldato aveva un colore rosato, donandogli un aspetto addirittura migliore del soldato Calvi.

Accanto a lui, Tomei stava osservando il casale, Winderling notò che il rigido tenente era concentrato verso un angolo della casa in cui si notavano alcuni movimenti. Si mise anch'egli ad osservare quel punto, e dopo breve dall'angolo della casa uscì una capretta con un ciuffo d'erba in bocca. Subito dietro la seguiva un ragazzetto sui tredici anni con in mano un lungo bastone.

La capretta saltellava gioiosa e prese a muoversi nella loro direzione, Winderling e Tomei si scambiarono uno sguardo preoccupato.

Il ragazzo lanciava fischi incerti, come se stesse appena imparando poi, dopo una ventina di metri di inseguimento, notò che l'animale si era fermato e osservava, ruminando lento, nella boscaglia. Erano a non più di trenta metri dagli alberi in cui Winderling e i suoi si erano nascosti.

«Cos'hai visto?» chiese il ragazzo avvicinandosi alla capretta. In quell'istante Winderling si alzò svelando la sua presenza.

Il ragazzo rimase impietrito, mollò il bastone a terra e urlando dallo spavento corse verso la casa scomparendo dietro all'angolo. Tomei, si lanciò al suo inseguimento, ma la mano del capitano lo trattenne.

Dopo pochi istanti un contadino con un fucile in mano spuntò dallo stesso angolo osservando nella loro direzione; il ragazzetto si era sistemato poco dietro proteggendosi con una catasta di fascine. L'uomo ostentava un grugno aggressivo sebbene avesse un aspetto pacioso e inoffensivo, e con tutta probabilità aveva dei grossi problemi di vista, infatti quando li minacciò sembrava stesse guardando nel vuoto:

«Cosa volete? Andatevene, qui non c'è nulla per voi!»

Winderling stimandolo inoffensivo si mosse in avanti di qualche metro, e il vecchio notandolo gli puntò contro l'arma.

«Siamo italiani» spiegò Winderling «Io sono il capitano Winderling Riccardo Noël, e abbiamo bisogno di aiuto».

Disse queste parole con l'affabilità necessaria a far abbassare il fucile, ma nonostante questo l'uomo rimase fermo nelle sue intenzioni.

«Continuate a fuggire» ruggì di rimando il vecchio, come se non avesse inteso le parole del capitano, «qui non c'è nulla per voi».

La risposta sorprese Winderling, che scambiò uno sguardo interrogativo con il tenente Tomei.

«Siamo italiani» sottolineò il tenente Tomei alzandosi e raggiungendo il suo capitano.

«Non mi interessa sapere chi siete» replicò il vecchio, e per confermare le sue intenzioni caricò la carabina Snider che aveva ereditato da suo padre.

Winderling e Tomei scartarono di lato temendo che il vecchio stesse per sparare, allo stesso tempo Tomei portò la mano alla pistola d'ordinanza, anche se da quella distanza era arduo sperare di centrare il bersaglio. Una frazione di secondi dopo videro arrivare una signora con un ampio gonnone che, urlando, si lanciò sul vecchio.

«Cosa fai, cosa fai! Pazzo che non sei altro».

Il vecchio, spaventato dall'arrivo della moglie, sollevò bruscamente il fucile premendo nel contempo il grilletto, il ragazzetto chiuse gli occhi, e così fece anche Winderling, ma il colpo fesso del martelletto svelò che dentro la canna non c'era alcun proiettile. A quel punto il vecchio si girò verso la moglie abbassando il fucile come un pescatore a cui fosse sfuggito il pesce. La donna, lo affrontò immusonita, levandogli l'arma dalle mani. Quindi si rivolse a Winderling con cortesia.

«Venite, venite, vi daremo da mangiare».

Il tenente Tomei e il capitano Winderling avevano assistito alla scena e non seppero che rispondere, tanto che la donna dovette insistere.

«Forza, venite pure avanti».

Il gruppo emerse lentamente dal boschetto di noccioli in cui si era nascosto, e lentamente si avvicinò alla coppia. Il vecchio, ancora offeso dall'intervento della moglie li osservò uno ad uno con piglio impermeabile, i soldati, notando che la donna scuoteva la testa come per scusare il marito, gli risposero abbassando gli occhi.

Mezz'ora dopo, mentre il vecchio con una scusa si era ritirato nel fienile con i suoi attrezzi, si stavano abbuffando di polenta, formaggio e fagioli, nell'ampia cucina del casale.

Winderling si era presentato alla padrona di casa e aveva presentato i suoi uomini con nome e grado. La signora, nonostante la formalità della presentazione del capitano, aveva preso subito a chiamarlo ragazzo, e così chiamava anche gli altri, mentre al maresciallo Fidenzoni aveva riservato l'uso del "ninin". Il maresciallo in effetti era quello che tra gli altri sembrava più bisognoso di cibo e di caldo, ed aveva la fronte come una stufa, aveva commentato la donna. Tognacci invece, sedeva in disparte e si era accomodato nella panca accanto alla stufa dopo aver sbocconcellato un po' di cibo.

Nessuno dei presenti aveva fatto riferimento all'accoglienza con fucile ricevuta, e la donna pareva intenzionata a dimenticare il comportamento del marito, come se nulla fosse successo. Il tenente Tomei, però, dopo aver divorato la sua parte, decise che era il caso di chiarire la questione.

«A suo marito non piacciono molto gli italiani» disse serio.

Winderling lo fulminò con lo sguardo.

«No, no, non c'è problema», soggiunse subito la donna notando l'intervento del capitano «è un'affermazione legittima».

A quel punto il soldato Calvi intervenne con la bocca piena.

«Non aveva visto bene» disse, avendo notato la cataratta all'occhio destro dell'uomo.

La donna sorrise di rimando, spostandosi verso la credenza. Quindi aprì un cassetto e ne tirò fuori una foto, appoggiandola con cura sul tavolo in mezzo ai ragazzi.

«Questo era mio figlio. Nostro figlio» spiegò, «se l'è preso il Carso l'anno scorso».

«Ci dispiace» disse subito Calvi, mentre anche gli altri annuivano.

Poi la donna cominciò a raccontare: «Si chiamava Aldo, ed era il ragazzo più bello di tutta la valle, neanche suo padre era così bello quando era giovane. Si è arruolato volontario quando la guerra è cominciata, ma non perché fosse in animo di far la guerra. Più che altro aveva dentro l'avventura, e nonostante gli avessi detto che la guerra non è un'avventura ma una sciagura, lui aveva deciso che si sarebbe distinto come soldato per l'Italia, così come suo nonno lo aveva fatto assieme a Garibaldi».

Leon sentendo nominare Garibaldi venne rigettato nei ricordi di suo nonno, anch'egli garibaldino della prima ora.

«Anche mio marito aveva cercato di dissuaderlo dall'arruolarsi, però lo aveva fatto senza troppa convinzione, tanto che ad un certo punto si era messo a dirgli che ogni uomo è un soldato, e che, sebbene la guerra fosse una cosa brutta, dava la possibilità di scoprire la parte migliore di ogni uomo e cioè l'onore».

A quel punto la donna sospirò come se si fosse persa in qualche ricordo.

«Mio marito non mi aveva detto nulla del suo cambio di linea sulla guerra, lo avevo scoperto da sola una sera mentre parlava con nostro figlio seduti in terrazzo. Sembravano due amichetti quella sera, e io lo avevo sentito decantare le gesta del nonno, suo padre, che presto il figlio avrebbe di certo surclassato».

Così dicendo prese un angolo della tovaglia e lo torse con forza come fosse il collo di una gallina.

«Lo avrei strozzato», sibilò seria, «nostro figlio andava a farsi ammazzare e lui aveva anche il coraggio di fare quegli stupidi discorsi sull'eroismo?».

A quel punto del racconto si sedette, stancata dalle sue stesse parole.

«Poi gliel'ho detto in faccia che era un caprone ignorante. Gliel'ho spiegato per bene che se nostro figlio andava in guerra non sarebbe più tornato, che ce l'avrebbero ammazzato e che era tutta colpa sua se ce lo ammazzavano».

Fidenzoni si alzò andando a posare una mano sulla spalla della donna i cui occhi avevano preso a luccicare per le lacrime.

«Forse ho sbagliato a dirgli queste cose a mio marito, però mi aveva mentito. Quando eravamo soli era preoccupato per le idee di nostro figlio, mentre quello che gli avevo sentito dire non aveva nulla a che fare con la paura. Lui mi spiegò che se non riusciva a fargli cambiare idea – e vi assicuro che mio figlio era testardo – almeno poteva fare in modo che si arruolasse con le idee più chiare. Mio marito mi assicurò, che mentre parlava di gesti eroici, parlava anche di pericoli, e di prudenza. Gli stava insegnando tutto quello che sapeva sulla guerra e sugli uomini, mi disse mio marito. Ed era tutto quello che poteva dare a suo figlio affinché sopravvivesse alla guerra».

In quel frangente Winderling si chiese cosa avrebbe fatto lui, un giorno, se un suo figlio avesse voluto andare in guerra.

Dall'esterno della casa giunse un tonfo sordo, tutti si voltarono per capire cosa fosse successo, e la donna li rassicurò con un gesto:

«Sta tirando giù il fieno o sta facendo qualche altro lavoro pericoloso. Da quando nostro figlio è morto si stanca fino alla spossatezza»

«E quel ragazzetto che correva dietro alla capra?» chiese Leon.

La signora si aprì in un sorriso: «Quello è Marco, il figlio del capraio, ci portano gli animali al pascolo in estate, poi viene a trovarci perché vuole imparare un mestiere, e mio marito, che è il miglior falegname di tutta la vallata, gli sta insegnando a lavorare il legno».

Winderling si alzò andando verso il soldato Tognacci che nel frattempo s'era addormentato sulla panca.

«Comunque non riesco a capire perché debba accogliere così dei soldati italiani» disse serio.

La donna si girò come per uscire, poi, senza voltarsi, spiegò:

«Quello che raccontano, da alcuni giorni, è che il nostro esercito è scappato di fronte al nemico» disse lapidaria, «dicono che gli ufficiali hanno avuto paura e hanno lasciato i soldati da soli in prima linea, sacrificandoli pur di fuggire in tempo. Lo hanno detto all'osteria, sostenendo che gli ufficiali disertori vengono fucilati per questo. E i tedeschi, quando sono passati a Claut ridevano della poca resistenza opposta dal nostro esercito, dicono addirittura che un tenente con la sua squadra ha fatto così tanti prigionieri che non sapevano più dove metterli».

Il silenzio calò ombroso dopo quelle parole. Nemmeno il tenente Tomei ebbe la prontezza di reagire a quella notizia.

«Ma io lo so che non è vero», disse la donna, «lo so che la guerra è brutta e che scappare è giusto».

«Noi non siamo scappati» disse tagliente Tomei, «e chi lo dice è un vigliacco».

Winderling colse il tono del tenente e intervenne:

«Ora, almeno, posso capire suo marito», ammise. «Neanche io vorrei aiutare un ufficiale che avesse abbandonato i suoi soldati», quindi indicando il soldato Tognacci, aggiunse, «però questi ragazzi hanno combattuto fino all'ultimo, hanno offerto la loro vita pur di salvare quella degli altri soldati. Io, come ufficiale, ma ancor più come uomo, sono felice di aver conosciuto degli uomini così coraggiosi. E sono sicuro che suo figlio era fatto della stessa pasta di questi uomini, e se anche non posso dire che sia andata diversamente da come la raccontano, devo almeno pretendere che si sappia che questi uomini hanno combattuto, hanno protetto i propri compagni e ora non meritano di essere trattati come traditori».

Disse queste parole con l'afflato della sincerità, e l'effetto della sua voce fu il più grande dono che la donna potesse ricevere. Dopo un breve silenzio, Winderling portò istintivamente la mano alle carte che custodiva nell'interno del cappotto e disse alla donna che doveva parlare con suo marito.

L'interno della falegnameria era molto diverso da come Winderling se l'era immaginato. Ricordava le botteghe della Brianza in cui era andato con suo padre a comprare dei mobili, e in confronto a quelle, la falegnameria di quell'uomo sembrava poco più di uno sgabuzzino. Eppure gli arnesi erano disposti con un ordine scientifico da far invidia a un chirurgo, e il banco da falegname era così pulito che si sarebbe potuto mangiare sopra senza la tovaglia.

Il padrone di casa non era in falegnameria, ma entrò proprio mentre gli occhi di Winderling si stavano abituando alla penombra.

«Cosa vuole qui?» gli disse scontroso il vecchio trovandolo nella sua falegnameria.

Winderling non fece caso al tono. Si scostò per farlo passare, quindi rispose:

«Ho bisogno di parlarle».

Il vecchio armeggiò con alcuni arnesi dando la schiena al capitano che senza indugiare commentò:

«Mi dispiace per suo figlio, sono morti tanti bravi ragazzi».

L'uomo dopo un fremito si immobilizzò.

«Ho bisogno di lei per una cosa», aggiunse il capitano, quindi attese che si voltasse.

«Non posso fare molto per voi, quello che vi avrà dato mia moglie è già tutto quello che abbiamo» disse tagliente il vecchio.

Winderling non colse la provocazione e cominciò a raccontargli la storia della difesa del Monte Festa.

Gli raccontò di come era stato chiamato dal suo precedente comando a dirigere quei valorosi soldati in un'impresa disperata, ed elencò il nome di molti di quei ragazzi che lui stesso aveva visto morire sotto il suo comando. Gli spiegò di come al forte aveva dovuto combattere, pur sapendo che sarebbero caduti in mano al nemico, e gli spiegò che molti di quei ragazzi, ben consapevoli del loro destino, non avevano esitato di fronte al nemico. Ma non raccontò la loro storia come se fosse stato un gesto eroico, raccontò semplicemente quello che era accaduto, con la gelida semplicità di chi conosce la guerra, una cronaca di fatti e di nomi che, concluse infine, aveva trascritto in un carteggio che custodiva con cura da quando erano usciti dal forte.

Il falegname ascoltò la storia dapprima distrattamente, poi, pian piano, ognuno di quei nomi che il capitano gli stava elencando prese ad assomigliare al volto di suo figlio. Quel volto così adorato, che ogni notte cercava di rivedere in sogno.

«Ho bisogno che qualcuno custodisca per me o per altri questo carteggio». Concluse infine il capitano Winderling. «Ho bisogno che si sappia che quei ragazzi che ho avuto l'onore di comandare non si sono mai arresi di fronte al nemico. E non è per il mio nome, perché un'impresa come la nostra non è merito di un singolo uomo, ma è per per rendere giustizia a un gruppo di uomini che hanno guardato in faccia l'orribile destino della loro generazione». Poi, dopo una pausa, concluse: «Così come ha fatto suo figlio».

Alla fine del racconto il falegname era impietrito. Un tumulto d'emozioni s'era impossessato della sua mente, e l'immagine di suo figlio in trincea – un'immagine che più volte aveva tentato inutilmente di ricostruire – si era fusa alle gesta di quegli uomini. Era come se quel suo amato figlio fosse in compagnia, dall'altra parte del velo. In compagnia di tutta una generazione di giovani uomini, morti nel fiore della loro vita.

E le motivazioni delle loro scelte, e la guerra stessa, persero d'incanto ogni valore nel suo cuore. Seppe solo che erano morti, che non c'era nulla che si potesse fare, e provò uno sgomento tale per quelle vite interrotte, che i suoi occhi, stanchi e provati, cominciarono a lacrimare grosse gocce salate.

«Custodirò il carteggio per voi e per mio figlio» disse infine con la voce rotta dall'emozione.

Winderling, senza ulteriori cerimonie, gli passò l'involucro di carte e si allontanò.

Quando stava per chiudere la porta, il falegname lo chiamò. Gli si avvicinò porgendogli la mano ruvida e disse:

«La ringrazio, capitano».

«Mi chiamo Riccardo» rispose Winderling.

Il viaggio di Brighi – 17 Novembre 1917

La mattina presto, assieme al sorgere del sole, si allontanarono dal casale in cui avevano passato la notte. Marco, il figlio del capraio, si era presentato alle 5 e mezza per avvisarli di tenersi distanti da Claut. Il paese, disse, era pieno di tedeschi che giravano per le vie come fossero a casa loro. Il falegname confermò che le case più belle del paese erano state utilizzate come residenze degli ufficiali, e sebbene il grosso delle forze avesse proseguito per raggiungere Longarone, alcuni ufficiali e svariate squadre di fucilieri austriaci si erano trattenute a Claut per controllare il territorio e apprestare la via di rifornimento.

Il ragazzo, che vedeva in quella situazione il pretesto per una straordinaria avventura, si era proposto di accompagnarli sulle montagne, dove, diceva, c'è un sentiero poco battuto che li avrebbe portati direttamente a Cimolais. Da lì, aveva detto il falegname interrompendo le spiegazioni del ragazzo, avrebbero proseguito da soli, non era il caso che un ragazzo di tredici anni guidasse una spedizione così pericolosa.

Quando un paio d'ore dopo raggiunsero il sentiero, Winderling si accovacciò accanto al ragazzo, prendendolo per le spalle, e gli chiese di tornare indietro a casa del falegname, perché di lì in poi non dovevano far altro che proseguire la via che lui aveva loro indicato. Marco di primo acchito si oppose alla richiesta del capitano, sostenendo che c'erano delle false curve e delle biforcazioni nel sentiero che solo lui conosceva. In cuor suo però, da una buona mezz'ora, ovvero da quando avevano avvistato dall'alto un gruppo motorizzato di tedeschi, aveva paura di lasciarci le penne per quella sua avventura, perciò dopo ulteriori insistenze si lasciò convincere a tornare indietro. E quando, osservando i soldati che sparivano nella curva successiva, si sentì più leggero, decise che avrebbe potuto raccontare che aveva fatto la sua parte. Lo avrebbe raccontato prima alle sue capre, così per allenarsi. Poi, forse, lo avrebbe raccontato anche a suo padre.

Winderling e gli altri proseguirono in silenzio sul sentiero che oltrepassava Claut. L'autunno inoltrato aveva spogliato quasi del tutto la vegetazione e tra i rami degli alberi si intravedevano i tetti delle case del paese. Quando però, dopo un paio di chilometri, il sentiero cambiò versante, scoprirono che avrebbero dovuto oltrepassare il letto del fiume per risalire sulla montagna prospiciente e continuare verso Cimolais.

L'attraversamento in verità fu più semplice di quanto avevano temuto. La valle pareva disabitata e la strada sterrata che la percorreva rimase silenziosa per tutto il tempo che ci misero ad attraversare il guado.

In realtà alcuni chilometri più a nord una squadra di ricognizione di Feldjager della Bosnia Herzegovina stava tornando a Claut. Il caposquadra fu il primo ad individuare dei puntini che attraversavano il letto del fiume, e, imbracciato il cannocchiale, studiò quegli uomini in abiti civili che stuzzicavano il suo istinto militare. Cinque minuti dopo cominciava l'inseguimento.

Winderling e i suoi si ricongiunsero ai piedi del monte Barbano apprestandosi alla salita senza ulteriori indugi; il maresciallo Fidenzoni e il soldato Tognacci erano visibilmente provati dalla prima parte della marcia, decise quindi che era opportuno fare una sosta per riprendere le forze prima di proseguire. Mentre riposavano, il soldato Calvi si avvicinò al capitano Winderling, che stava studiando il sentiero per Cimolais sugli appunti che era riuscito a ricopiare nello stavolo alcuni giorni prima.

«Calvi, come sta Tognacci?» chiese Winderling vedendolo avvicinarsi.

Piergiorgio nicchiò con la testa, il soldato Tognacci, disse, era pallido e silenzioso, anche se da come si comporta sembrerebbe in grado di camminare in punto di morte, precisò, l'ideale però sarebbe farlo vedere ad un dottore.

Calvi si guardò intorno, prima di assumere un tono confidenziale.

«Capitano…» tentennò, «ho fatto un sogno strano questa notte».

Winderling lo scrutò serio, si era accorto del cambio di atteggiamento del soldato Calvi. Sul forte gli era sembrato rumoroso e distratto, ma volenteroso, mentre da quando si erano incamminati dal monte Festa, si era fatto silenzioso al limite del mistero.

«Più strano della realtà che stiamo affrontando?» rispose Winderling.

Piergiorgio stava scegliendo le parole per spiegarsi e non badò alla risposta di Winderling.

«Negli ultimi tempi sono cambiate alcune cose» cominciò, poi, per evitare fraintendimenti aggiunse «intendo dentro di me».

Winderling continuò a studiarne l'espressione. «È come se un talento fosse sbocciato, un talento che fa parte della mia famiglia», seguitò Calvi.

Winderling, continuando ad ascoltare, ripose la cartina nello zaino. Il gesto venne interpretato da Calvi come l'invito a spicciarsi.

«Comunque, nel sogno c'era anche lei», si affrettò a precisare Calvi per rassicurarlo che c'era un motivo per riferirgli del sogno, non stava perdendo la trebisonda. «E c'era anche il soldato Tognacci che si allontanava avviandosi per un lungo viaggio che sarebbe durato novant'anni». Winderling tornò a sollevare lo sguardo sul soldato, confermandogli così che stava ascoltando attentamente.

«Sullo sfondo, nel buio», continuò Calvi, «c'era il sergente Brighi. Lei invece era di spalle, e di fronte a lei c'erano degli alunni. E a un certo punto sono entrato nella sua mente, e stavo guardando un lago, uno specchio d'acqua dalla finestrella di una cella, però non si sentiva alcun rumore, solo il freddo e l'umidità sulla pelle…».

A quel punto Calvi sospese il racconto come se vi si fosse perso dentro. Winderling che attendeva il seguito, lo incalzò:

«E poi?»

Ma Calvi sembrava sospeso nel ricordo del sogno, quindi Winderling dovete insistere, tirandolo per la manica.

«E poi nulla». Sentenziò Calvi, «Il resto non riesco a ricordarlo. Anche se ho la sensazione che sia importante, ed è per quello che le sto raccontando il sogno».

Winderling, pensieroso, si ricordò della notte agitata in cui lo aveva sentito borbottare nel sonno, perciò gli chiese: «Poche notti fa, durante il sonno hai parlato di "un amico", può significare qualche cosa?».

Calvi scuotendo il capo deluso, confessò di non ricordarsi nulla. Poteva anche essere lo stesso sogno, abbozzò, però non si ricordava nemmeno di aver sognato. In quell'istante giunse il tenente Tomei interrompendo lo scambio.

«Capitano, dobbiamo avviarci, sono tutti pronti».

Winderling notò che il maresciallo Fidenzoni si era alzato, e che gli altri soldati lo attendevano, perciò sistemò le poche cose che aveva estratto dallo zaino e diede l'ordine di procedere.

Il ritmo, dapprima blando, si stabilizzò in un'andatura costante che anche il soldato Tognacci e il maresciallo Fidenzoni riuscirono a reggere. Attraversarono così una fitta faggeta, quindi il corso del sentiero proseguì a mezza montagna, come gli aveva detto il ragazzo, costeggiando la strada di fondo valle e conducendoli oltre l'abitato di Pinedo.

La vegetazione, notò Winderling, era completamente diversa da quella delle montagne che avevano visto sino a quel momento. Le faggete e le pinete che avevano attraversato per la maggior parte del percorso, avevano lasciato il posto a carpini, frassini e roverelle, e il cambiamento di specie era stato così repentino che gli pareva d'un tratto d'essere in luoghi distantissimi da quelli della guerra. Pur essendo a metà di novembre, alcuni verdi brillanti tinteggiavano il sottobosco accanto al sentiero, un verde tipico della primavera che gli ricordava quello delle passeggiate assieme a suo padre nella zona del Garda, e c'era pure lo stesso profumo di funghi e legno marcio, quell'afrore morbido che sapeva di capanna tra i boschi. Una salamandra attirò la sua attenzione, una di quelle con le macchie gialle che risaltano minacciose sul fondo nero e lucido. La vide zampettare tra i sassi e infilarsi in un anfratto tra delle pietre disposte a piramide accanto al sentiero, un segnale senz'altro umano. Alcune decine di metri dopo il sentiero biforcava scendendo a valle o continuando verso nord. Il tenente Tomei che era d'avanguardia, attese il capitano per decidere la direzione da prendere, e dopo un breve confronto di opinioni optarono per proseguire verso nord, temendo di essere ancora troppo vicino alla via principale e alle case di Pinedo. In quello stesso momento la squadra dei Feldjager con i loro fez e la spilla del corno da caccia con il numero del reparto dell'esercito austroungarico, giungeva allo spiazzo, a qualche chilometro da loro, in cui Winderling e i suoi avevano riposato prima di riprendere il cammino. Un giovane soldato, che da civile era un esperto cacciatore, stava indicando al tenente che il gruppo di uomini si doveva essere fermato lì per qualche tempo, c'erano i segni di almeno cinque persone, se non di più, e, indicandole con il dito, fece notare al tenente le orme che gli scarponi militari avevano lasciato sul terreno morbido e fangoso.

Dopo circa mezz'ora il tenente Tomei interruppe la marcia, tra le foglie erano spuntate le prime case di Cimolais, molto più vicine di quanto avessero creduto. Si erano accostati troppo al paese, e sullo slargo che anticipava il dedalo di viuzze dell'abitato, sostavano i mezzi di una compagnia motorizzata tedesca.

Erano le tre del pomeriggio, e dato che una leggera foschia sul bosco li proteggeva da occhi indiscreti, sarebbe stato meglio attendere il calare della notte prima di affrontare i campi aperti sul fondo valle, anzi, sarebbe stato meglio salire più in alto sul monte e controllare la situazione prima di rimettersi in cammino. All'idea di un'altra salita però Tognacci e Fidenzoni sgranarono gli occhi e proposero di attendere in un luogo sicuro, lontano dal sentiero, senza però dover faticare ancora con una salita a loro avviso inutile. Winderling acconsentì a dividere il gruppo, lasciando il sergente Brighi, il maresciallo Fidenzoni e i soldati Tognacci e Calvi a riposare nello slargo circondato da un boschetto di pini che si vedeva poco sopra il sentiero. Nel frattempo, lui, il soldato Leon e il tenente Tomei, avrebbero raggiunto la cima per controllare meglio il paese. Se avessero verificato che era tutto a posto si sarebbe potuto proseguire anche subito, altrimenti, con il favore della notte, avrebbero proseguito di nascosto, spostandosi più a sud.

Negli stessi istanti la squadra di bosniaci avanzava lungo il sentiero appena percorso dagli italiani, il gruppo era composto da sette soldati di fanteria, fucilieri esperti e motivati dalle recenti vittorie sul fronte italiano, e un ufficiale superiore, forse l'unico del gruppo che aveva superato i venticinque anni. Quando giunsero alla biforcazione si fermarono a cercare le tracce dei fuggiaschi, senza però riuscire a capire se questi avessero preso una direzione o l'altra dato che il sentiero era battuto anche dai civili e le impronte erano confuse e incerte. Decisero perciò di dividersi e di procedere quattro a quattro in entrambe le direzioni. Quattro cacciatori, commentò l'ufficiale, bastavano e avanzavano per catturare una decina di fuggiaschi italiani.

Il sergente Brighi fu il primo a individuarli, li vide spuntare dal sentiero mentre stava sistemando lo zaino a mò di cuscino, e, notando la sagoma con l'insolito fez, si voltò cercando lo sguardo dei suoi compagni per fare loro il segno di rimanere in silenzio. Winderling, Tomei e Leon, si erano incamminati da circa mezz'ora, e non se ne sentiva più il rumore.

I quattro cacciatori Feldjager proseguirono la corsa lungo il sentiero trottando di buon passo con una circospezione che li faceva sembrare dei lupi in caccia. Brighi era l'unico che poteva vederli dal punto in cui s'era sistemato, gli altri lo osservavano in silenzio non osando muoversi per vedere quello che stava accadendo.

Il gruppetto oltrepassò una curva del sentiero, quindi i cacciatori si fermarono mentre il primo si accucciava a studiare le tracce. Dopo pochi istanti diniegò con il capo, si alzò con fare risoluto e il gruppetto riprese a muoversi. Pochi metri dopo giunsero nella porzione del percorso che gli italiani riuscivano a vedere, Fidenzoni Tognacci e Calvi trattennero il respiro. Ad un certo punto, il primo della fila si fermò notando l'erba schiacciata ai margini del sentiero.

«Qualcuno è uscito dal sentiero» disse il giovane cacciatore. Gli altri annuirono stringendo le mani sulle impugnature dei fucili.

Brighi commentò a bassa voce: «Sono solo in quattro», ma Fidenzoni lo corresse: «Armati e freschi, mentre noi abbiamo solo la pistola che ci ha lasciato il tenente Tomei e siamo denutriti e provati dalle fatiche della marcia».

Tognacci scambiò un'occhiata con il sergente Brighi, mentre Calvi fissava la squadra nemica come ipnotizzato. Il sergente Brighi non badò al commento del maresciallo Fidenzoni, si spostò con cautela cercando un bastone per affrontare il nemico.

In quell'istante i quattro bosniaci decisero di seguire le tracce che uscivano dal sentiero. Il vento s'era rinforzato, e raffiche d'aria gelida s'infilavano tra gli alberi muovendo l'erba gialla, quella stessa in cui i soldati bosniaci strusciavano gli scarponi. Salirono su una roccia e zigzagarono attorno agli alberi, le tracce erano incerte però l'istinto supliva le informazioni mancanti.

Sembrò agli italiani che il tempo si stesse allungando. Osservavano i nemici avanzare, attendere e ritornare sui propri passi per poi avanzare di nuovo. Ed erano pronti ad accoglierli, pronti a sistemare la faccenda in quel momento e in quel luogo. Anche Tognacci, che aveva stretto gli occhi a fessura, sembrava nel pieno delle forze nonostante i giorni di malattia.

Poi i bosniaci trovarono l'impronta di uno scarpone sul fango. Brighi e Calvi si scambiarono un'occhiata.

Il sergente aveva preso un grosso legno dal fondo della buca in cui si erano nascosti, e quando i bosniaci giunsero ad alcuni metri dal nascondiglio degli italiani, s'avventò su di loro brandendo la radice come fosse una clava. Calvi ululava alla sua sinistra, mentre Fidenzoni, piazzatosi nel punto più alto, si preparava ad usare la pistola.

I bosniaci rimasero impietriti vedendo apparire il sergente Brighi come una furia, era troppo vicino e troppo rapido per fermarlo, forse anche per puntargli contro la punta imbaionettata del fucile. E non si avvidero del soldato che alla loro destra si affacciava dal tronco del grosso abete puntando loro una pistola. La sorpresa mista all'accettazione si dipinse sul viso dei quattro bosniaci che erano stati colti di sorpresa, quattro cacciatori non bastavano, avrebbe pensato il loro comandante vedendo la loro faccia.

Lo stesso stupore però si dipinse sul volto del maresciallo Fidenzoni quando sentì alle sue spalle esplodere una fucilata proprio mentre stava per premere il grilletto, e anche l'impeto del sergente Brighi si spense quando vide con la coda dell'occhio un quinto, un sesto, un settimo e un ottavo fez spuntare dal sentiero più a nord.

Gli altri quattro soldati bosniaci avevano seguito la biforcazione del sentiero fino ad una fontana, quindi, non potendo più proseguire, erano tornati sui propri passi decisi a ricongiungersi con i compagni.

L'ultima immagine che il sergente Brighi vide prima di morire infilzato dalla baionetta nemica, fu lo sguardo soddisfatto del giovane cacciatore che da cinquanta metri aveva centrato il braccio del maresciallo Fidenzoni. Vide quel viso come se lo avesse a pochi centimetri dagli occhi, e lo osservò in tutta la sua feroce giovinezza.

Chiuse gli occhi come per far scomparire quel sorriso, però quando serrò le palpebre, il dolore all'addome provocato dalla baionetta, si espanse fin sul mento e sotto le orecchie, ronzando come un nido di vespe. Sentì, ad un certo punto, l'odore del sangue, quindi il dolore ebbe un acuto e si riversò nella parte posteriore del cervello addensandosi in una noce verde e grigia sempre più piccola.

Quando il dolore si spense, riaprì gli occhi e vide il terreno allontanarsi. Capì subito di essere morto e sentì il desiderio di aggrapparsi a qualche cosa per non lasciare i suoi compagni: alla roccia, ai rami di un albero, allo sguardo del soldato Calvi che lo osservava.

Poi il desiderio si affievolì, si chetò come una foglia che scivola a terra donandogli sollievo, una sensazione di freschezza e di rugiada che assaporò come una bevanda che non gli era mai stato concesso di bere.

"Perché quel nettare?" si chiese. "Perché non aveva potuto assaporare il contenuto di quel calice prima di allora? Non ne era degno? Non era forse lo stesso di pochi istanti prima? Perché la morte avrebbe dovuto renderlo migliore? Perché non c'era nella sua memoria quel sapore? O nelle sue narici quel profumo? Perché?"

Infine, dopo il desiderio, si spense anche il dubbio. Si sciolse nel suono di fondo che percepì salendo ancora. Una quota da cui vide il capitano Winderling, il tenente Tomei e il soldato Leon.

Li vide stringersi assieme al suono del fucile. Poi vide Leon pronto a lanciarsi in aiuto, e Tomei trattenerlo e strattonarlo. Perché il suono era di un fucile tedesco, lo aveva riconosciuto subito il tenente. Loro non erano armati, loro erano distanti, era meglio tentare la fuga: si salvi chi può.

Ma non era per vigliaccheria, non era per il poco coraggio. Era l'unica cosa da fare in quel frangente, diceva il capitano sapendo di aver abbandonato i suoi uomini ancora una volta.

Non potevano certo aiutare i loro compagni, avevano solo una pistola con loro, non avrebbero fatto altro che aumentare il bottino del nemico. Quello non era condividere un destino, era appesantire un fardello.

Dovevano allontanarsi, dovevano fuggire, dovevano ricongiungersi con il resto dell'esercito italiano, solo così avrebbero potuto aiutarli, solo così avrebbero sopportato il peso della responsabilità, il peso delle decisioni.

Infine si spense anche il rumore di fondo. Svanì ovattandosi per poi dilatarsi e spegnersi nel silenzio.

A quel punto il sergente Brighi si sentì leggero e percepì che la paura era solo una vibrazione della felicità.

Lasciò che il suo corpo si disgregasse nel vuoto e si cullò: finalmente in pace.

Dopo tanto, troppo tempo.

La fattoria – 27 Novembre 1917

Quando vennero finalmente ad aprire la porta il capitano Winderling farfugliò una timida presentazione. Aveva la barba lunga e il volto scavato dalla fame, e aveva abbandonato ogni premura, avvicinandosi alla prima casa che avevano incontrato ad Aganna nonostante da almeno 20 chilometri avvistassero in continuo squadre e reparti nemici; vagavano oramai da dieci giorni nei boschi.

«Ci aiuti la prego» aveva sospirato con un filo di voce.

Di fronte a lui una giovane donna lo guardava colma di paura. Paura perché l'uomo che aveva di fronte era più simile a un fantasma che a un uomo; paura che qualcuno dalle case del vicinato li vedesse; paura perché non sapeva se accogliere quella richiesta d'aiuto o chiudere la porta in faccia; paura che potessero farle del male, che ce ne fossero tanti altri dietro l'angolo della casa, che ci fosse una fiumana di persone, con quegli odori e quei cappelli calcati sulla testa che non lasciavano vedere gli occhi, mentre il calpestio s'innalzava nel rombo di una mandria impazzita.

Poi si soffermò sugli occhi del capitano Winderling e vide che tra le pieghe della stanchezza brillavano delle pupille sincere.

Vide che nei suoi occhi c'era una supplica che si allungava fin sul palmo teso e sulle dita lanciate in avanti. Quelle dita, pensò, e le parve che cominciassero a tremare anche le pareti, come quella volta, e tutto si fece piccolo e stretto. Le era scivolata via la mano, e lui s'era perso nella calca torrentizia di quell'onda di corpi, ma per quanto combattesse e spingesse e strattonasse, la calca, la calca, spostatevi vi prego.

Lo vide allontanarsi e farsi piccolo, e riapparire, e scomparire di nuovo, nell'ombra dei cappelli, tra i denti stretti, fra le gambe, sotto i piedi, Nooo!

Allora allungò il braccio afferrando la mano e strattonando dentro quell'uomo stremato, quindi scese i tre scalini dell'ingresso per aiutare gli altri due che giacevano silenziosi in fianco alla porta. Ed era tutto un tremito, rapidi, rapidi diceva con gli occhi preoccupandosi che altri li vedessero. Muovetevi, entrate, entrate. Finché, dopo aver sprangato la porta, si ritrovò in mezzo alla cucina.

«Grazie, grazie», dissero quegli uomini, mentre lei li guardava come per capire chi fossero. Nei suoi occhi c'era l'espressione di chi si sorprende a non riconoscere una persona che per qualche motivo avrebbe dovuto sentire propria, sentire vicina, familiare. Da dove fossero saltati fuori quei tre, non lo sapeva proprio, e chi li avesse fatti entrare ancora meno.

«La ringrazio, ci ha salvato la vita», disse ancora Winderling puntando gli occhi in direzione della stufa, dove sobolliva la minestra di verdure.

La donna seguì lo sguardo, percependo solo allora il profumo delle verdure, e senza dire altro si avvicinò alla credenza verde per tirare fuori le scodelle di coccio e versarvi dentro un po' di minestra.

La casa, una vecchia costruzione in sassi di fiume, era linda e profumava di canfora. La stanza in cui si trovavano era il tinello della cucina, ma oltre la porta aperta, a pochi passi dalla stufa, si scorgeva il salotto elegante illuminato dal sole che passava a strisce tra gli scuri serrati. La donna fece loro segno di accomodarsi al grande tavolo rettangolare che lasciava intendere che, se non ora, almeno un tempo, quella casa fosse stata abitata da un nutrito gruppo di persone.

I tre soldati si accomodarono sulla panca affondando il viso nella minestra, mentre la donna, rovistando negli altri mobili alle loro spalle, li riforniva dei pezzi di pane e formaggio nascosti qua e la tra le stoviglie. L'unico rumore che si sentiva era quello dei cucchiai che strisciavano sul coccio. A quel punto la donna si trasferì in salotto, e non vista dai tre soldati prese un cilindro fonografico dal cassetto. Un'istante dopo l'aria principale della Cavalleria Rusticana si insinuava nella stanza.

Winderling, Leon e Tomei, non intesero subito la musica, ma fu come se le vibrazioni del fonografo giungessero loro rotolando sul pavimento per poi infilarsi nei pantaloni. Si accorsero della musica quando era già entrata loro nella pelle, tanto che la prima reazione che ebbero fu quella di raddrizzare le spalle come per trattenerne l'armonia.

La donna nel frattempo si era seduta sulla poltrona del bel salotto, contemplando i raggi del sole che le rigavano la gonna; aveva le mani in grembo e si carezzava la destra con la sinistra. Sentiva il solito dolore sul palmo, quel bruciore denso e penetrante fin nelle ossa. E anche se cercava di lenire il dolore massaggiandosi la mano, questi ricominciava non appena smetteva di farlo; doveva tenerlo a bada, si disse, invece le riuscì solo di mettersi a piangere.

E piangente la trovò Winderling che si era alzato per capire da dove provenisse quella musica. La donna, silenziosa, gli sembrò fosse uscita da un quadro, tanto che non ebbe né il coraggio di avvicinarsi né di dire nulla. S'appoggiò al mobile cercando le parole giuste per chiederle cosa fosse successo, per rassicurarla spiegandole che non avevano intenzione di farle del male, che erano soldati italiani in fuga che, insomma, non piangesse in silenzio, da sola.

In quell'istante la porta esterna del tinello si spalancò come se fosse stata aperta da una spallata. Sull'ingresso si stagliò una contadina imponente, nonostante l'età, con il grembiule avvolto a sacca. Appena vide i due uomini sul tavolo della cucina, lanciò un grido soffocato lasciando cadere dal grembiule tutto il ben di dio che aveva recuperato in paese: pane, verdure, un cartoccio con la farina e delle patate piccole, quelle che in tempo di pace si davano da mangiare ai maiali.

«Siamo italiani, siamo italiani», le disse prontamente il soldato Leon, «non si preoccupi».

Winderling accorse sentendo il grido e si avvicinò all'anziana. Questa lo squadrò ancor più spaventata, scrutandolo dalla testa ai piedi. Quindi notando la magrezza del capitano prese coraggio assumendo una posa aggressiva:

«Chi siete? Cosa volete?» gli abbaiò sul muso.

Winderling allargò le braccia in maniera innocente, ma non riuscì a rispondere che la donna lo aggredì nuovamente:

«Cosa le avete fatto? Dov'è?»

Winderling non capì, rese un sorriso imbarazzato finché non vide che lo sguardo della vecchia si spostava alle sue spalle dove, con la testa bassa, era apparsa la giovane donna.

«Cosa le avete fatto?» ruggì ancora la vecchia raggiungendo quella che con tutta probabilità era la nipote e prendendola per le spalle.

«Nulla» sospirò Tomei, «ci ha accolto perché siamo affamati». La vecchia non lo badò nemmeno, era intenta a cercare lo sguardo di sua nipote. Poi quando vide che si stava massaggiando le mani con insistenza, la raggiunse abbracciandola e lasciandola piangere sulle sue spalle.

Rimasero così finché la ragazza si riprese abbastanza da riuscire a raggiungere di nuovo la poltrona e sprofondarci dentro, quindi la vecchia le carezzò la testa e tornò dai tre soldati in cucina che la osservavano dubbiosi cercando di capire cosa fosse accaduto. Il tutto accadde in non più di due minuti, ma sembrò un'infinità di tempo.

«Da dove venite?» chiese l'anziana con tono un po' più accondiscendente.

Winderling si presentò spiegando brevemente chi erano, che erano in fuga, ma non erano disertori, e che erano intenzionati a ricongiungersi all'esercito italiano; erano solo affamati e stanchi. Leon e Tomei non osavano tornare a sedersi anche se di sottecchi lanciavano occhiate golose alle minestre fumanti.

«Mangiate, mangiate» li esortò l'anziana, poi andò a raccogliere il cibo che le era caduto dallo spavento.

Winderling la aiutò a raggranellare i fagioli sparsi sul pavimento.

«Cosa le è accaduto?» chiese con dolcezza, accennando con lo sguardo alla giovane.

La vecchia sistemo le provviste sul tavolino accanto alla stufa poi commentò sottovoce, «È così da tre anni. Nel '14», spiegò, «quando l'Italia non era ancora in guerra. Mia nipote si trovava in Germania al seguito di una compagnia d'operetta che girava nei teatri delle grandi e piccole città dell'Alemagna. Era fuggita di casa nel 1908 quando aveva diciassette anni, subito dopo la morte dei suoi genitori. Fuggita per amore», aggiunse aspra, «correndo dietro a un attorucolo francese che le aveva promesso di sposarla.

La storia pareva innervosirla, le mani tremavano e il respiro s'era fatto corto.

«Mi ero messa a cercarla», si giustificò. «La mia piccola Arianna». Poi dopo una pausa che le servì per rovesciare la farina nel sacco più grande aggiunse: «Però non era facile, non era facile fare nulla, e mia figlia era appena morta».

A quel punto del racconto le si inumidirono gli occhi, e il muso duro le si sciolse in un'espressione quasi infantile.

«Poi venne la guerra» continuò rinserrando di nuovo la mascella, «e mentre mi toccava di leggere le parole di quelli che volevano intervenire io pensavo a mia nipote lassù in Germania; di cui non sapevo nulla, neanche che avesse un figlio».

La musica dal salotto terminò assieme all'ultima parola, poi sentirono che la ragazza sistemava un altro cilindro e poco dopo, quando riprese la musica, la vecchia ricominciò a parlare.

«Nel '14, quando l'hanno costretta a rimpatriare, suo figlio, mio bisnipote, aveva quattro anni. Il padre, quell'attorucolo, era stato richiamato in guerra ed era sparito da un giorno all'altro, forse fuggito nelle Americhe.

Invece la mia piccola l'hanno mandata in Svizzera, con un treno come fossero stati animali, tutti gli italiani che dovevano andarsene entro pochi giorni dai territori del Kaiser».

Winderling la osservava in silenzio, l'anziana aveva gli occhi cupi e stava piegando degli stracci per riporli nella madia. Il racconto sembrava essersi sospeso, senza spiegazioni, senza parole, scivolando via sottovoce.

Poi la donna ebbe un fremito, come se gli fossero passate delle immagini davanti agli occhi.

«Me l'hanno portata in casa che non parlava più» disse. «Hanno trovato l'indirizzo in una lettera che non mi aveva mai spedito. Mi hanno detto che alla frontiera c'è stato il finimondo, tutta la gente accalcata che non poteva passare, centinaia e centinaia di persone piene di paura.

Poi ad un certo punto la rete di contenimento ha ceduto, e un fiume di persone ha preso a correre, un fiume in piena, mi hanno detto, che ha travolto anche il mio nipotino. Sono morti sette bambini quel giorno, sette angeli».

L'ultima parola le uscì rotta.

«Penso che lo tenesse per mano, che fosse esausta e che non fosse più riuscita a tenerlo in braccio. Penso che lo tenesse proprio con quella mano che ora le duole, quella mano che si tiene in grembo. E quando vedo che si tiene la mano capisco che sta riandando con i pensieri a quei giorni nefasti. Non è presente quando ci ripensa, è come se la sua mente tornasse ad allora. A volte fatica anche a riconoscermi».

Winderling annuì grave, non poteva nemmeno immaginare quale dolore potesse provare la ragazza. E quando riportò ai suo compari il racconto, ebbe conferma che neanche loro avrebbero potuto sopportare un dolore così grande. Non c'era fine, commentarono, agli orrori della guerra.

L'anziana li aveva sistemati tutti e tre in una stanza sul retro da dove avrebbero potuto fuggire in caso fosse arrivato qualcuno. Il giorno successivo, all'alba, partirono per una perlustrazione delle linee nemiche. L'anziana li aveva informati che verso sud i tedeschi controllavano un'ampia fascia di territorio e gli abitanti che non erano fuggiti, erano obbligati a rimanere nelle loro case. Winderling disse che sarebbero tornati al tramonto e la pregò di lasciare delle lenzuola stese per segnalare che la casa era libera. Quindi si avviarono in silenzio approfittando delle ombre del mattino.

Giunti sul fronte montuoso accanto ad Arsiè, poterono assistere dall'alto alle manovre che il generale Von Below aveva organizzato per sfondare il fronte italiano. C'era nell'aria la sensazione che molto si giocasse in quell'ultima partita, e i reparti tedeschi, per quanto provati dalla galoppata in terra italiana, erano sottoposti ad una rigidissima disciplina.

Riuscirono a penetrare fino al punto in cui potevano osservare la cima del Grappa che, spoglia e bombardata, pareva poco più che una collina nonostante i suoi 1700 metri di altitudine. Si tennero nascosti per alcune ore, nonostante il clima umido e rigido, cercando di capire come oltrepassare i piantonamenti sulla strada principale. Poi nel primo pomeriggio, valutando che quella via era impraticabile, si avvicinarono ad Arsiè da Nord attraversando un'area boscosa che giungeva fin nei pressi delle case.

L'abitato pareva abbandonato. Con tutta probabilità coloro che avevano potuto fuggire se ne erano andati da almeno una decina di giorni. S'arrischiarono a perlustrare un paio di vie poi ripercorsero all'indietro la strada da cui erano giunti, s'infilarono nel bosco scomparendo alla vista e raggiungendo al tramonto la casa da cui erano partiti al mattino. Verificata la presenza delle lenzuola a stendere, scivolarono nuovamente tra le ombre fino alla porta sul retro, quindi bussarono come convenuto, e una volta entrati trovarono l'anziana signora Maria e sua nipote che lavoravano a maglia alla luce di una lampada a petrolio.

La giovane donna li accolse con un sorriso che il tenente Tomei ricambiò colmo d'imbarazzo. Sembrava, illuminata dalla luce soffusa della lampada, poco più che un'adolescente. L'anziana invece si affrettò a riordinare i cesti con le lane e le pezze già lavorate. Era così, spiegò, che si guadagnavano da vivere da quando quattro anni prima suo marito era morto e i lavoranti erano stati richiamati in guerra. Oramai era troppo debole e anziana per badare ai campi e alle bestie, perciò si era decisa a vendere gli animali e a curare solo un piccolo orto bastante alle loro necessità. Si era quindi messa a fare a maglia vendendo il suo lavoro nei mercati delle vicine città. Un impiego, disse con una punta di soddisfazione, che le rendeva più della fattoria.

E quando sua nipote era tornata, si era dimostrata ancor più abile di lei lavorando i pizzi al tombolo che si vendevano molto bene nelle ville accanto a Bassano.

Ora però con la guerra c'erano molti meno mercati e di raggiungere Bassano del Grappa non se ne parlava nemmeno; dovevano quindi stare molto attente a come spendevano i soldi che erano rimasti dalla vendita degli animali.

Il capitano comprese la sincera preoccupazione della donna nel dover condividere le proprie scarse riserve con tre soldati arrivati all'improvviso. Si ripromise perciò di pesare il meno possibile sulla già compromessa economia familiare, e decise che ne avrebbe parlato subito anche con i suoi compagni di viaggio. In quell'istante Leon, non senza annunciare il gesto con opportuna teatralità, aprì la sacca che aveva sulle spalle rovesciando sul tavolo della cucina una cesta abbondante di funghi.

«Quando ci siamo divisi mi sono imbattuto in un bel gruppo di geloni. Li conosco bene perché li raccoglievo assieme a mio padre, basta un po' di prezzemolo e sono ottimi».

La signora Maria squadrò perplessa i funghi. «Non so come cucinarli, dovrete aiutarmi».

Mezz'ora dopo i funghi vennero presentati con tutte le cerimonie sul tavolo imbandito della sera. Accanto ai funghi una frittata, alcune verdure cotte e del pane bianco contribuirono a creare l'atmosfera delle domeniche di festa, un'atmosfera che per un po' di ore allontanò la guerra.

Il giorno successivo Winderling Tomei e Leon rinunciarono a nuove perlustrazioni, si apprestarono invece ad aiutare le due donne nei lavori che dopo anni di abbandono si erano resi necessari nel fienile, nella stalla e in tutta la casa. Sistemarono le scale e due finestre che non si riuscivano più a chiudere dopo che una tempesta invernale le aveva piegate. Quindi rivoltarono il piccolo orto e sistemarono le tavole marce della concimaia dietro al fienile, lavori pesanti che si protrassero alquanto. Alla fine i lavori li impegnarono per tre giorni, durante i quali, notò Winderling, il tenente Tomei si trattenne più volte a parlare con Arianna, mentre questa, pur sorridendo, continuava con il suo lavoro al tombolo.

Passava quasi per caso, Tomei, azzardando un complimento alla bellezza del pizzo o della musica che la fanciulla ascoltava senza sosta durante il lavoro. Buttava lì una frase e poi attendeva, come sperando in una risposta. Anche Leon e l'anziana si erano accorti del comportamento del tenente, e in cuor suo Maria nutrì il desiderio che quelle poche frasi di un giovane soldato riuscissero a donare di nuovo la parola alla sua amata nipote.

Il quarto giorno Winderling decise che dovevano uscire di nuovo in perlustrazione. La sera precedente il rumore dei bombardamenti s'era intensificato tenendoli svegli poi per tutta la notte. Partirono quindi all'alba sperando di trovare una situazione mutata sulla linea di battaglia e si inerpicarono sulle vicine montagne evitando di battere sentieri e strade dove avrebbero potuto incontrare truppe nemiche. Per tutto il giorno cercarono inutilmente di capire se c'era un punto del fronte adatto a riunirsi al loro esercito in difesa. Però in ogni dove pattuglie e camionette nemiche controllavano i documenti dei passanti, e sembrava che la vigilanza si fosse fatta ancora più attenta.

La sera tornarono alla fattoria e quando giunsero abbastanza vicini da vedere le finestre, notarono l'assenza delle lenzuola.

Si avvicinarono, lentamente, nascondendosi tra la vegetazione finché riuscirono a scorgere le ombre di alcune persone. Tomei, preoccupato, si separò dal gruppo per controllare il retro della casa, e dopo una ventina di minuti ritornò per riferire che una camionetta militare era parcheggiata in un punto buio accanto al fienile. Pareva, disse, da come l'avevano parcheggiata, che fossero intenzionati a non far notare la propria presenza, come per tendere un'imboscata. Proprio in quell'istante un ufficiale tedesco si affacciò alla finestra spostando le tende per cercare nel buio all'esterno della casa. In quello stesso istante uscirono dalla porta della cucina due soldati semplici con dei sacchi in spalla. Tomei, Leon e Winderling li scrutarono incuriositi. I due soldati portarono i sacchi nella camionetta, poi, mentre uno metteva in moto, l'altro portava dentro un altro sacco, che vista l'andatura del soldato, si sarebbe detto più pesante dei precedenti. Dopo alcuni minuti l'ufficiale uscì anch'egli dalla cucina, si diresse verso la camionetta e con essa scomparvero nella strada che conduceva al paese.

Tomei avrebbe voluto correre in casa per vedere cosa era successo, Winderling però lo trattenne, temendo che avessero lasciato a guardia della casa qualche soldato, tuttavia quando videro Arianna uscire sul portico antistante all'ingresso, e stendere alla luce della luna il lenzuolo si mossero assieme per raggiungere la casa.

Seppero, dal racconto concitato dell'anziana, che l'ufficiale tedesco si era presentato alla loro porta poco meno di un'ora prima, e che, spiegandosi a gesti, pareva interessato a calze o scarpe. I soldati al comando dell'ufficiale ad un certo punto avevano preso a girare per la casa frugando nei cassetti senza troppe cerimonia. Lei s'era presa un grande spavento, ma Arianna che le era accanto l'aveva rassicurata con una mano sul braccio. Poi, quando i soldati avevano trovato le calze e le maglie destinate ai mercati, anche l'ufficiale aveva cercato di rassicurarla, mandando uno dei soldati a prendere un sacco nella camionetta e portandoglielo in cucina. In fin dei conti, disse la vecchia, quello che voleva l'ufficiale era uno scambio, un baratto che avrebbe fruttato loro verdure e scatolame in cambio della merce che non sarebbero riuscite comunque a vendere vista l'assenza di mercati. Concluse perciò il racconto con l'espressione di una commerciante soddisfatta, un viso che riuscì a strappare un sorriso anche al tenente Tomei, che fino a quel momento aveva indagato sul volto assorto di Arianna.

Al sorriso del tenente, anche la bocca di Arianna s'era piegata in un cenno delicato e Maria, notando il moto della nipote, propose di imbastire una cena sontuosa dato che per una volta potevano anche godersi un po' di spensieratezza, dopo lo spavento che s'era presa aprendo la porta a tre soldati tedeschi. Lo stesso entusiasmo contagiò anche Leon, che sognava un pasto come si deve sin da quando si erano avviati al mattino, tanto che sottolineò l'idea della padrona di casa battendosi rumorosamente le mani, e sfregandosele pregustando il banchetto.

In una decina di minuti il tavolo venne imbandito e il fuoco della stufa ravvivato per bene. C'era nuovamente un'atmosfera gioviale nella casa, e mentre Winderling e Leon sbirciavano il tenente Tomei che assisteva Arianna nelle faccende di casa, la signora Maria era impegnata a dare sfoggio di un'arte culinaria insospettabile. Vennero aperte due scatolette di "Antipasto finissimo Trento e Trieste", una prelibatezza che nei giorni di trincea s'era fatta desiderabile e temibile in un sol pensiero. Era infatti obbligatorio fare specifica richiesta all'ufficiale al comando prima di aprirne una, quand'anche fosse stata trovata a terra abbandonata da truppe in fuga. Alle scatolette vennero abbinati dei finocchi ai quali dopo una trentina di minuti di bollitura venne aggiunto, su precise indicazioni del capitano Winderling, un 'Erbwurst' una salsiccetta marrone e verde che sciogliendosi nell'acqua trasformò i finocchi in una zuppa densa e profumata; una banchetto adeguato alla situazione, disse Winderling con insospettabile vena ironica: carne italiana e zuppa tedesca.

In quel preciso istante, gettando nel panico i presenti, la notte scura venne tagliata da una luce a cui seguì il rumore di una camionetta.

Nel precipitare di alcuni secondi, il capitano, il tenente Tomei e il soldato Leon si lanciarono verso la scala scendendola fino al seminterrato dove con l'aiuto di Arianna si nascosero tra i cesti e i sacchi che un tempo erano utilizzati per il raccolto.

Si sistemarono meglio che poterono e tra il buio e le cianfrusaglie non sarebbe stato semplice individuare le loro figure umane.

Poi Arianna corse di nuovo in cucina, ed era appena giunta accanto alla nonna che bussarono forte alla porta, chiamando in un italiano dal forte accento tedesco.

«Ehilà di casa, aprite la porta».

La signora Maria, che s'era avvolta il fazzoletto sulla testa, si mosse lentamente verso la porta, mentre Arianna sparecchiava i tre coperti dei in più. Quando la porta venne aperta, emerse dall'ombra del sottoportico l'ufficiale che un'ora prima aveva abbandonato la loro casa assieme un soldato tozzo e baffuto che parlava l'italiano.

«Siamo per lavoro» esordì il soldato scostando Maria per far entrare l'ufficiale.

L'uomo, che aveva abbandonato l'espressione rassicurante della prima visita, si mosse verso la cucina osservando Arianna e la zuppa che sobolliva sulla stufa, quindi parlò al soldato per farsi tradurre, questi rivolgendosi all'anziana riassunse:

«Vostri maglioni molto buoni, abbiamo trovato della lana e ci servono altre calze».

La signora Maria annuì ad ogni parola, e al termine della spiegazione raggiunse la nipote sistemandosi accanto.

«Sì, possiamo farle per voi, ci vorrà del tempo però».

Il soldato le rispose prima di riportare la risposta al suo ufficiale.

«Poco tempo, dobbiamo muoverci».

L'ufficiale dapprima fulminò con lo sguardo il suo soldato perché si era permesso di rispondere per lui, poi commentò con fare incuriosito. Il commento, quasi una domanda, venne tradotto dal soldato baffuto:

«Quanto mangiano due donne sole».

Maria, temendo il peggio si mosse lesta verso la stufa, togliendo la pentola e offrendo un pasto ai due soldati.

«Prego, prego, mangiate con noi. Non mangiamo da tre giorni ma divideremo volentieri».

L'ufficiale la allontanò con sdegno, poi rivolgendosi al suo sottoposto diede un ordine. Il soldato scattò sull'attenti e uscì dalla casa per ritornare alcuni istanti dopo con un cesto pieno di lana.

«Tre giorni» precisò il soldato, «tre giorni per fare calze con questa lana».

Arianna prese il cesto dalle mani del soldato, mentre Maria annuiva calcolando mentalmente che avrebbero dovuto lavorare giorno e notte.

«Tre giorni» confermò l'anziana, «tre giorni».

Non avendo null'altro da dire, l'ufficiale si allontanò dalla cucina, poi fermandosi come per un'indecisione, si diresse verso la porta che dava sul retro, laddove Arianna aveva steso il lenzuolo. Quindi si voltò ad osservare lo sguardo spaventato delle due donne, infine, procedette verso l'uscita scambiando sottovoce un breve commento con il soldato.

Dieci minuti dopo Maria, ancora scossa dalla visita, scese ad avvisare i tre soldati italiani che l'ufficiale se ne era andato. I tre uomini riemersero dall'umido della cantina come se non avessero respirato sino ad allora, però lo sguardo benevolo dell'anziana li rassicurò. «Tre giorni» precisò subito la donna, «torneranno fra tre giorni, però fino ad allora possiamo stare tranquilli».

Il tenente Tomei s'accostò ad Arianna vedendola terrea e pallida come non lo era mai stata in quei giorni. La fanciulla, era come chiusa in uno spazio di mistero, tremava e sudava freddo come se stesse assistendo da sveglia a un incubo orrendo.

«Che succede?» chiese Tomei indicando la ragazza.

Maria accorse, notando l'espressione della ragazza, e la afferrò per le spalle, cercando di scuoterla da quell'incubo.

«Che succede, cosa ti senti, ti prego non spaventarmi» la supplicava.

Anche Leon e Winderling le si fecero accanto, ma la fanciulla sembrava non vedere nulla attorno a sé. Respirava a fatica, aprendo e chiudendo la bocca come se cercasse di parlare.

Alcuni istanti dopo, sorprendendo tutti, parlò davvero e, per la prima volta dopo tre anni di assoluto mutismo.

«Tornano» farfugliò.

Maria la abbracciò stretta, «Non preoccuparti, sono andati, non torneranno se non fra tre giorni. Ma non ci faranno male, hanno bisogno di noi».

«Tornano» balbettò ancora a fatica Arianna.

«Cosa intendi dire?» Le chiese Winderling colto da un dubbio.

«Torneranno questa notte» disse la ragazza come se dovesse sputare le parole a forza. «L'ufficiale lo ha detto al soldato 'torneremo questa notte e troveremo i soldati che si nascondono in casa'».

Winderling si guardò intorno, l'ufficiale doveva aver notato che il cibo preparato era troppo per due donne da sole, la tavola inoltre era solo scombinata ma si poteva presumere che fosse stata apparecchiata per più di due persone. Poi la vecchia commentò: «Ha guardato il lenzuolo steso».

Si resero conto che da lì a poco, un gruppo di soldati tedeschi avrebbe circondato la casa nella convinzione di trovare i soldati che si nascondevano. Con tutta probabilità, avendo subodorato l'imbroglio, l'ufficiale aveva preferito ritornare al suo reparto per recuperare i rinforzi con cui intervenire in sicurezza, non sapendo di quanti soldati italiani si trattasse.

Dovevano fuggire, non all'indomani, non fra un'ora, ma in quel momento stesso. E forse era già troppo tardi.

Sul Grappa – 15 dicembre 1917

Ritrovarsi di nuovo gettati nel gelo della notte dicembrina, li prostrò a tal punto che non parlarono per diverse ore. Si erano allontanati dalla fattoria, cercando di mettere la maggiore distanza possibile tra loro e quella casa, sia per fuggire dall'eventuale cattura sia per evitare alle due donne l'accusa di aver aiutato dei soldati italiani in fuga. Si erano mossi dapprima con circospezione, poi la stanchezza aveva preso il sopravvento e avevano cominciato a vagare quasi senza meta nei boschi che costeggiavano la carrareccia principale in direzione di Bassano del Grappa. Di quando in quando sostavano per riposare, in quegli istanti il terzetto si raccoglieva silenzioso nella notte cieca della luna nuova, il bosco taceva e le tre figure, confondendosi con la vegetazione, parevano farne parte da tempo immemore come tre macigni franati dalle montagne circostanti.

Presso la fattoria Maria e Arianna assistettero alla perquisizione con il cuore in gola. Il reparto guidato dall'ufficiale tedesco giunse all'abitazione mezz'ora dopo che Winderling e i suoi due compagni si erano allontanati. Arrivarono abbattendo la porta dopo aver circondato la casa, e trovarono le due donne intente a fare a maglia sedute nelle poltrone del soggiorno. Una lampada gialla le illuminava appena, e sebbene aspettassero il momento in cui i soldati sarebbero tornati, quando si videro precipitare nella spaventosa baraonda dell'intervento militare, presero uno spavento tale che risultò senza dubbio vero.

L'ufficiale fu l'ultimo a entrare in casa con passo lento e deciso, davanti a lui il soldato baffuto che parlava italiano aveva infilato la testa nella porta prima di muoverci un piede.

La perquisizione e l'interrogatorio durarono una buona mezz'ora, anche perché Arianna oppose all'interrogatorio un mutismo assente come se si trovasse da tutt'altra parte, un silenzio che fece imbestialire il soldato che parlava italiano e che non si capacitava di non ottenere nulla da quella ragazza. Alla fine l'ufficiale, sebbene non completamente convinto dell'innocenza delle due donne, richiamò i suoi uomini che nulla avevano trovato. Nella perquisizione però i soldati segnalarono di aver trovato in cantina cesti, secchi e un basto per gli animali. Materiale utile per il reggimento che Maria offrì loro con un brivido sulla schiena: il nascondiglio non avrebbe funzionato, pensò. L'ufficiale scese in cantina a controllare il materiale prima di ordinarne il sequestro, nel mentre il soldato baffuto a cui l'ufficiale aveva ordinato di sorvegliare le due donne, si avvicinò ad Arianna. Le prese il mento con forza come se dovesse controllare la dentatura di un cavallo.

«Sei bella anche se non parli» disse mellifluo.

Maria si lanciò sul soldato per allontanarlo dalla nipote, ma l'uomo, cambiando d'improvviso espressione, le diede uno schiaffo tale da gettarla a terra.

Arianna si inginocchiò per aiutarla, ma il soldato continuò a tenerle il viso con forza, stringendo ancor di più la presa.

Al dolore, Arianna oppose, come durante l'interrogatorio, uno sguardo assente e vacuo. Poi, lo fissò diritto negli occhi con un'intensità che era una vera e propria sfida personale.

«Io saprei come farti parlare» le garantì il militare con un sorriso crudele.

Arianna per tutta risposta inclinò il viso come se stesse cercando un punto preciso dentro alla testa dell'uomo e il gesto intimorì in qualche modo il soldato. Dopo un primo istante però, la sfrontatezza di quella sfida irritò ancora di più il militare.

«Smettila di guardarmi in quel modo» disse. «Smettila!» le urlò, schiaffeggiandola e gettandola a terra.

In quella gli occhi di Arianna tornarono a farsi vacui, una porta aperta che dava su un magazzino vuoto. Allora il soldato la afferrò per i capelli sollevandola di peso, e nel farlo s'accorse che il maglione della ragazza si era allargato, perciò appuntì lo sguardo cercando di rubare l'immagine dei seni. La pelle della fanciulla era come il latte e i suoi capelli profumavano di mandorla e lavanda. Il soldato cominciò ad eccitarsi e pensò, con malcelata soddisfazione, che si sarebbe visto il gonfiore nei pantaloni. Appoggiandole l'altra mano sulla nuca spostò il viso di Arianna avvicinandosela all'inguine; nel farlo si impose di assumere un'espressione sensuale. Colmo di voglia cercò gli occhi della ragazza, la avrebbe dominata, si stava ripetendo, l'avrebbe fatta sua, invece quando incrociò gli occhi della fanciulla vi trovò due buchi neri senza fondo, due burroni che gli diedero la vertigine. E quegli occhi neri, cerchiati di nero, su un viso pallido e smunto, quelle immense profondità, presero a succhiargli via l'anima.

Con un gesto stizzito la allontanò da sé, e con la voce roca cercò di difendersi da quella sensazione che gli aveva invaso la mente: «Cagna, sei una strega, pazza!».

In quell'istante l'ufficiale riemerse dalla cantina, dietro di lui i soldati avevano recuperato il materiale utile. Il soldato baffuto si ricompose rapidamente, mentre il graduato gli faceva cenno di andarsene. Maria, ancora a terra, colse il rimprovero negli occhi del superiore, lo stesso che lei avrebbe usato nei confronti di un cagnolino un po' vivace. Ringraziò quel gesto annuendo in risposta, anche se sentì che, più che il rispetto aveva fatto la fretta. Rimaste sole si avvicinò alla nipote che solo in quel momento riemerse dal suo sguardo distante.

«Sto bene» sussurrò la fanciulla. E sentendone di nuovo la voce Maria si mise a piangere.

Alcuni chilometri più a sud la luce di una colonna di mezzi militari illuminò delle grosse pietre dietro le quali si erano nascosti tre uomini. Winderling, Leon e Tomei attesero che i mezzi superassero la loro posizione e assistettero silenziosi al passaggio delle squadre di giovani soldati tedeschi e austriaci che venivano trasferiti sui cassoni aperti. Le loro espressioni testimoniavano la sofferenza per il gelo. Parevano animali diretti al macello, pensò Winderling: non c'era null'altro se non la paura nei loro occhi; nessun "Avanzare, Avanzare, Avanzare" come si sarebbe aspettato. Piuttosto c'era lo stesso candore che aveva colto nello sguardo dei suoi uomini sul monte Festa.

«Si fa presto», commentò Leon pensando ai giorni passati nella fattoria, «ad abituarsi al benessere».

Era un pensiero che gli si agitava in testa già da qualche chilometro e si era deciso a pronunciarlo, così di punto in bianco, quando vennero di nuovo immersi dal buio. Sospirò la frase con un tono ironico, una constatazione che nella sua onestà riuscì a strappare un sorriso ai due compagni. Entro una mezz'ora sarebbe giunta l'aurora e con essa i primi scampoli di luce, decisero perciò di allontanarsi dalla strada e di salire sul versante opposto della valle, nei giorni precedenti avevano già battuto la zona di Arsiè e Cismon, constatando che i reparti tedeschi controllavano ogni via per raggiungere Bassano, puntarono perciò in linea diretta sul monte Grappa salendo in perpendicolo e lasciandosi alle spalle il fiume.

La camminata si dimostrò tutt'altro che agevole: i sentieri e le mulattiere sembravano scomparse su quel fronte della montagna, e se tale assenza li tutelava dal rischio di incontrare squadre in perlustrazione, procedere in salita sui gravoni e l'erba bagnata li costringeva a soste frequenti per riprendere fiato.

Nonostante la fatica giunsero poco prima di mezzodì vicini alla prima cresta della vetta, il suono dei cannoni a quell'altezza pareva il brontolio di un temporale, e più volte i tre si erano fermati ad ascoltare i rumori che provenivano dalla battaglia. Tomei stimò che si stesse combattendo a Bassano, con tutta probabilità i reparti italiani cercavano di rallentare i nemici al riparo delle costruzioni cittadine, Leon invece riteneva che i suoni di bombarda fossero molto più prossimi. Non conosceva però Bassano, anzi insinuò che per quanto ne sapevano di quella zona, poteva anche essere che Bassano fosse proprio oltre la vetta che stavano raggiungendo. Winderling, che aveva studiato le carte, stimava improbabile che il fronte fosse così vicino, riteneva piuttosto che i tedeschi stessero cannoneggiando con obici di grosso calibro dalla seconda linea e che la potenza del rumore derivasse appunto dal calibro utilizzato. Giunti alla cima scoprirono però che tutti e tre avevano torto. Oltre la cresta, laddove nelle carte era disegnata una valle che portava alla vetta del monte Grappa, trovarono i baraccamenti di alcuni reggimenti tedeschi. Non riuscirono a riconoscere le insegne o il numero identificativo del reparto, ma rimasero impressionati dalle dimensioni della forza impegnata, capendo da ciò che il fronte doveva essersi stabilizzato proprio sulle cime del monte Grappa e non più in basso come avevano sperato.

Se c'era una seconda linea, come aveva ipotizzato il capitano Winderling, nella spinta per sfondare il fronte doveva essersi oramai fusa con la prima linea, creando quell'aggrovigliarsi di uomini e comandi a cui non restava che la resistenza per pura forza di volontà, essendo vana ogni tattica.

La sorpresa per quello che stavano osservando si completò pochi istanti nel suono "Ruck-Zuck" del fucile Mannlicher M95, l'arma che gli italiani conoscevano come il Ta-pum.

Il suono era vicinissimo e i accorsero che il fucile gli veniva puntato contro da un giovane soldato austriaco spuntato da una pineta a una decina di metri da loro. Tomei, nel girarsi, portò istintivamente la mano alla pistola, ma si fermò immediatamente perché sentì di nuovo lo stesso rumore di otturatore da un altro punto della vetta.

Erano stati circondati da un reparto di almeno 8 soldati, a cui si aggiunse infine un ufficiale segaligno che li schernì in un italiano stentato e con le mani dietro la schiena:

«Una salita faticosa, vero?»

Winderling, con tono di sfida gli rispose in tedesco: «Presumo sarà più difficile la discesa».

Gli furono legate le mani dietro la schiena con dei legacci di corda, e vennero scortati attraverso i baraccamenti della truppa sino alle tende del comando. Durante il tragitto i soldati austriaci e tedeschi non li degnarono nemmeno di uno sguardo, erano intenti chi a mangiare un magro pasto, chi a riposarsi fumando una sigaretta, e c'era nel complesso, una sensazione di confusione e stanchezza che poco si confaceva ad un esercito invasore e vittorioso. Quando vennero consegnati all'ufficiale preposto ai prigionieri, dichiararono il proprio grado, il nome e il reparto di provenienza. Quindi vennero portati in una zona periferica del campo, dove attesero, assieme agli altri prigionieri italiani, di essere trasferiti alla successiva destinazione di prigionia.

Il tutto si svolse con efficienza, ma senza fretta; non c'era nei soldati tedeschi alcuna animosità o nervosismo: svolgevano il loro compito come avrebbero potuto zappare un campo, e con la stessa stanca risolutezza si comportava l'intero reggimento. Verso il tramonto giunse dall'altro lato dell'accampamento una colonna di prigionieri. I soldati che la guidavano si fermarono di fronte al recinto in cui erano stati rinchiusi Winderling, Leon, Tomei e altri 5 soldati italiani, vennero fatti uscire dal recinto. Degli incartamenti passarono di mano e la colonna, rimpinguata con quegli otto uomini, proseguì la marcia.

Il combattimento imperversava a pochi chilometri dal sentiero, i bombardamenti italiani e tedeschi si incrociavano sulla cima del monte Grappa, e a un certo punto i prigionieri dovettero camminare così vicini alla prima linea che riuscirono a intravedere il colore delle divise italiane guardando oltre la fila dei soldati tedeschi. I prigionieri italiani rallentarono istintivamente il passo: quelle divise, quei fratelli erano talmente vicini che sarebbe bastato attraversare la linea e correre per pochi minuti per ricongiungersi al proprio esercito. Pareva addirittura di vedere le espressioni di quei soldati, mentre si scagliavano sulle truppe tedesche. Ma c'era da scommettere che non avrebbero fatto più di una decina di passi prima di venir falciati da una raffica tedesca. Anzi, era probabile che alle guardie non sarebbe dispiaciuto eliminare il problema lì, sul posto; si sarebbero risparmiati il resto della camminata. Però Winderling notò che non c'era alcuna perfidia nel viso dei soldati che li controllavano, c'era quasi da rimanere insoddisfatti pensò, a essere fatti prigionieri da soldati che non si degnano nemmeno di odiarti. Dopo tanto tempo, si disse, passato a combattersi da una parte all'altra del fronte, esser circondato da nemici così mansueti, lo frustrava.

La marcia proseguì senza incidenti, e allontanatisi dalla primissima linea giunsero a Cismon dove vennero caricati sui mezzi militari per essere portati al campo di detenzione. Vennero sistemati all'aperto sui cassoni e il freddo fu un guardiano migliore di qualunque altro soldato: stavano infatti accucciati a terra uno vicino all'altro, scambiandosi le poche parole che il rombo del motore non si portava via. Seppero così, Winderling e i suoi, che l'esercito italiano era stato costretto a ripiegare oltre il primo sbarramento del Tagliamento e fino sul Piave. Alcuni dei prigionieri avevano assistito all'esplosione dei ponti a Latisana, altri avevano combattuto a Vidor o a Pordenone, ed erano miracolosamente scampati alla morte e alla cattura fino ad allora. Il Generalissimo era stato sostituito dal generale Diaz, riferì un tenentino accucciato dietro a Tomei. Una volta giunti a Feltre, il mezzo si fermò di fronte ad un palazzo bianco dove era stato trasferito il comando tedesco. Winderling, Leon e Tomei vennero fatti scendere e consegnati a delle guardie che attendevano all'ingresso solo loro tre, tanto che lo stesso autista sembrò osservarli perplesso.

Vennero presi in consegna da due soldati usciti dal palazzo a cui le guardie consegnarono anche delle buste, vennero quindi sistemati nell'angolo a destra subito dopo l'inferriata. I due nuovi aguzzini li fecero sedere per terra, li ammanettarono alle mani e ai piedi e fecero loro segno di attendere. Quindi dopo aver consegnato le buste a un sottufficiale appena giunto, le due guardie si sistemarono su una panca e cominciarono a chiacchierare con la stessa tranquillità dei loro colleghi in montagna. Il capitano fece segno a Leon e

Tomei di non far rumore, voleva sentire quello che i due soldati si stavano dicendo.

«Cosa gli faranno?» Chiedeva il primo soldato al secondo, mentre questi bagnava con la lingua la carta della sigaretta.

«Cosa vuoi che ne sappia io?» rispose il secondo infastidito. «Per quanto ne so, li premiano con una medaglia» aggiunse ridendo.

«Peggiore il loro destino, peggiore il nostro» disse il primo, pensieroso.

«E perché il nostro destino dovrebbe essere collegato al loro?» Protestò il secondo.

Per tutta risposta il primo soldato scosse la testa sconsolato, «Ma non ti ricordi quello che è successo l'anno scorso con quel deputato e quell'altro che abbiamo scorrazzato per le vie di Trento? Quel Battisti?»

Il secondo soldato alzò le sopracciglia, si ricordò di tutto quel trambusto e di quei doppi e tripli turni sfiancanti.

«Ti ricordi cosa ci ordinarono? Accompagnateli in mezzo alla truppa in modo che gli sputino addosso. Ricordi quanti sputi in faccia ci siamo presi anche noi?»

«Se sparano come sputano, perdiamo la guerra in due settimane» disse il secondo soldato strappando una risata al primo. «Vabbè, sarà quel che sarà» disse poi una volta che il compagno ebbe finito di ridere.

«Sarà quel che sarà» gli fece eco il primo per poi rintuzzare nuovamente il problema. «Ma cosa hanno fatto?» domandò con un tono tra il curioso e il dubbioso.

Il secondo spense la sigaretta in un vaso di pietra poco distante. «Mi sembra di aver capito che sono delle spie, cercavano informazioni nelle retrovie dei nostri reparti, ma si sono fatti beccare».

Il primo annuì pensieroso per poi aggiungere «Brutta storia quella delle spie, brutta storia».

«Le spie le fucilano senza troppe cerimonie» aggiunse il secondo, quindi, abbassando la voce e vergognandosi per quello che stava per dire, commentò: «Speriamo che li fucilino presto così non ci tocca di scorrazzarli in giro».

In quell'istante, mentre il primo soldato annuiva grave, entrò un ufficiale tedesco per accompagnare le tre spie al primo di innumerevoli interrogatori.

Franzenfeste – 31 dicembre 1917

Attese che la guardia oltrepassasse l'angolo poi riprese a grattare con foga nell'interstizio della pietra sbriciolando il cemento che la fissava.

«Tenente» gli disse il soldato Leon, «dobbiamo muoverci».

In quello stesso istante, due celle più avanti, il capitano Winderling veniva gettato a terra da un paio di soldatoni con i baffi alla prussiana. Riuscì ad attutire la caduta allungando all'ultimo le braccia che per la prima volta da almeno una settimana non erano legate dietro la schiena.

S'accasciò a terra rimanendo in silenzio, poi, trascinandosi con le braccia, raggiunse l'angolo della cella. Quando finalmente gli riuscì di appoggiarsi alla parete umida, un terzo soldato, magro e canuto, gli giunse accanto posandogli una gavetta di zuppa tiepida vicino alle mani.

Il tenente Tomei smise nuovamente di grattare il cemento, stavano transitando i due baffuti prussiani che aveva imparato a temere negli ultimi giorni, da quando cioè erano stati trasferiti nella fortezza Napoleonica di Franzenfeste.

Erano passati sedici giorni da quando erano stati catturati sulle pendici del monte Grappa, un tempo che pareva un'eternità; e in quei sedici giorni avevano subito un numero imprecisato di interrogatori.

Sulle prime il capitano Winderling si era proposto di parlare anche per i suoi soldati in forza della sua conoscenza del tedesco. Aveva dichiarato le generalità dei tre prigionieri, il nome del reparto e aveva raccontato della resistenza operata dalla cima del monte Festa, nella speranza che verificassero la veridicità del fatto, che senz'ombra di dubbio doveva essere stato annotato da qualche parte. Ad un certo punto però il tono delle domande era cambiato, i tre prigionieri erano stati divisi in tre celle e il pasto era stato ridotto ad un unico e smunto brodino dal colore rosso mattone con poco sale e uno strano odore. Gli interrogatori si erano intensificati e ogni inchiesta non faceva che portare a un altro gruppo di ufficiali, un'altra stanza, un altro palazzo, un'altra città. Dopo Feltre erano stati portati a Trento, anche se lo capirono solo alcuni giorni dopo, che si trovavano a Trento, in quanto vennero trasferiti durante la notte legati e stivati dentro una macchinaccia rumorosa.

A Trento gli interrogatori erano proseguiti solo per il capitano, anche se le domande erano sempre le stesse:

«Nome grado e compito?»

«Capitano Noël Riccardo Winderling, comandante dei reparti d'istanza sul monte Festa zona Carnia».

«Nome grado e compito?»

«Capitano Noël Riccardo Winderling, comandante dei reparti d'istanza sul monte Festa zona Carnia».

Poi le altre domande cadenzavano l'interrogatorio fitte fitte e parevano assurde, a volte improbabili, e il più delle volte improvvise: «Quante persone combattevano sul forte, quanti armamenti, i nomi degli ufficiali che sottostavano al suo comando. Prima del monte Festa qual'era il suo compito; cosa ne pensa dell'impero Austriaco, dove è nato, dove abita la sua famiglia. Cosa faceva suo padre, e sua madre. Perché porta quel cognome?»

Oltre alle domande c'erano poi anche affermazioni che sembravano incoerenti:

«Quanto l'hanno pagata? Perché ha scelto di tradire? In quanti siete? Dove vi incontrate? Dicci i nomi e i luoghi in cui vi incontrate, se vuoi avere salva la vita».

Un grosso pezzo di cemento si staccò liberando metà della pietra, cadendo a terra con un tonfo rumoroso. Leon si fiondò alla finestra per controllare che non avessero sentito il rumore ed ebbe così conferma che non c'erano guardie a controllare le celle. Tomei nel frattempo fece leva su un altro sasso e lentamente anche il resto del cemento cedette liberando la prima inferriata. Nella sua cella il capitano Winderling rimasto solo colse finalmente l'odore della zuppa e allungò la mano per afferrare la gavetta. Non mangiava da almeno cinque giorni, non poteva credere che davvero…

«Dove, dove, dove».

Sentì pronunciare quelle parole e istintivamente si portò le mani alla testa per proteggersi da altri colpi.

«Mangia la zuppa, non preoccuparti, mangia» disse ancora la voce che proveniva dall'angolo opposto della cella, l'angolo non illuminato dalla lanterna del corridoio.

«Chi sei?» Biascicò Winderling afferrando nuovamente la gavetta.

La voce sorrise divertita vedendo la precisione millimetrica con cui il prigioniero s'infilava in bocca il cucchiaio.

«Proprio un pasto da ingegnere, direi» commentò ancora la voce.

Due celle più a sud, Tomei e Leon spingevano entrambi sulle sbarre integre.

«Dobbiamo muoverci» commentò ansioso Leon all'ennesimo tentativo infruttuoso. Tomei lo squadrò serio piegando le labbra nel chiaro segno di voler riprovare con più decisione.

Nella fortezza di Franzenfeste erano stati messi nella stessa cella. Era la prima volta che condividevano la prigionia dopo che erano stati divisi a Feltre. L'unico contatto che avevano con l'esterno era il soldato che portava loro i pasti. Un soldato magro al punto da sembrare un prigioniero, un austriaco di lingua italiana arruolato nel '14 con l'esercito dell'impero e che, per sua fortuna aveva prestato servizio sino ad allora in quella fortezza come aiuto cuoco.

Che fosse di lingua italiana però non lo sapeva nessuno, anzi se l'era quasi dimenticato anche lui di essere di lingua italiana, o perlomeno se ne era dimenticato fino a quando erano giunti quei tre soldati da Trento, una cosa insolita per quella fortezza che veniva generalmente utilizzata come magazzino e non come prigione. Con uno dei tre soldati, l'ufficiale, non c'era modo di parlare. Era tenuto sotto stretto controllo dai due aguzzini che erano arrivati assieme ai prigionieri, due tipacci senza emozioni di cui lui stesso aveva paura. Però con gli altri due s'era arrischiato a parlare in italiano già dalla prima sera, quando aveva portato loro il pranzo. Qualche parola solo per sentirne il sapore in bocca, quel profumo rotondo di miele che gli ricordava sua madre e sua nonna.

E i due soldati erano felici di sentirlo parlare in italiano, da giorni, dissero, non sentivano più la loro lingua. Da giorni erano stati rinchiusi da soli in celle umide e puzzolenti, che quella cella sulla collina sopraelevata della fortezza pareva una villa in confronto a dove li avevano tenuti sino ad allora.

Per l'ufficiale invece quel trasferimento era stato molto poco fortunato. I due aguzzini avevano il compito di interrogarlo duramente, come ne a Feltre ne a Trento erano stati in grado di fare. Era la loro specialità, si diceva in cucina, quella di interrogare la gente; soprattutto le spie o i traditori come quel prigioniero che stavano torchiando. «Lo stavano torturando», ammise l'aiuto cuoco. «Si danno il turno per non farlo dormire. Entrano ogni ora nella sua cella per riempirlo di botte, oppure lo portano fuori, lo legano ad una corda e lo immergono nel lago finché sembra che non respiri più, quindi lo tirano su e lo riportano in cella ad ammuffire nei suoi vestiti fradici, non prima però di avergli dato un paio di calci nei coglioni o assestato dei pugni sul costato. E di mangiare non se ne parla nemmeno, non gli ho mai portato del cibo da quando è arrivato».

Leon e Tomei erano prostrati da questi racconti, non sembrava loro possibile che una tale situazione si protraesse ancora. Verificassero almeno la loro versione! Che si facessero spiegare dalle truppe che avevano tenuto in scacco dal monte Festa, chi era il capitano Winderling.

Poi quel giorno Alfred, così si chiamava l'aiuto cuoco, gli aveva detto che aveva ricevuto l'ordine di portare da mangiare al prigioniero della cella uno, gli avrebbe portato il pasto quella stessa sera.

Una buona notizia, aveva commentato Leon, sapendo da quanti giorni il suo capitano non mangiava più. Ma Alfred lo aveva subito corretto, spiegando che quello era l'ultimo pasto. Il traditore sarebbe stato fucilato all'alba, gli aveva riferito il cuoco. Non erano riusciti ad ottenere le informazioni che volevano, perciò i due sgherri avevano deciso che non era il caso di perdere altro tempo.

A sentire la notizia il terrore si era dipinto sul viso dei due soldati italiani: il loro capitano sarebbe stato fucilato la mattina dopo…

«Alfred, dobbiamo fare qualche cosa». C'era ormai una certa confidenza con l'aiuto cuoco, «non puoi lasciare che lo ammazzino così, tu lo sai che non è un traditore». Ma Alfred non aveva risposto, non aveva detto nulla, perché non sapeva cosa dire e non sapeva cosa fare.

«Alfred non devi fare nulla, non ti coinvolgeremo, te lo giuro. Dicci solo se c'è un modo per farlo fuggire, ti prego».

Ma il soldato tedesco se ne era andato. Doveva correre disse, il cuoco lo aspettava in mensa, gli dispiaceva, però non poteva restare ancora lì.

Un'ora dopo si era ripresentato a recuperare piatti e le stoviglie, aveva aperto la porta della cella assieme ad una guardia, un soldato che i due italiani non avevano mai visto in quei tre giorni. Poi quando si era avvicinato ai prigionieri aveva sussurrato loro in italiano:

«La garitta accanto al primo magazzino verso nord, le chiavi sono nella scatola dei medicinali. È arrivato un nuovo reparto, e questa sera le guardie festeggeranno il capodanno prima di cambiare turno domattina dopo la fucilazione».

I loro pensieri si riversarono sul cemento napoleonico della cella. Più volte Leon aveva commentato che con un cucchiaio o con qualche cosa di simile, in due giorni sarebbe riuscito a liberare le inferriate, perciò chiuse la mano e abbassò lo sguardo consegnando il piatto ma non il cucchiaio. Alfred attese alcuni istanti poi, sperando che la guardia non avesse colto il gesto maldestro del soldato italiano, commentò sempre sottovoce: «Se vi prendono, vi fucileranno tutti e tre, pensateci bene, il vostro capitano non lo vorrebbe».

Rimasti soli Leon mostrò il cucchiaio che aveva nascosto nella manica. Tomei sorrise di rimando e scattando con urgenza si diresse all'inferriata posteriore che cedette dopo un'ora di lavoro, giusto cinque minuti dopo che ebbero riportato il capitano nella cella al termine dell'ennesimo interrogatorio.

Per liberare un lato della prima sbarra ci avevano messo un'ora buona, e ce n'erano altre quindici di sbarre, anche se forse quattro o cinque si sarebbero liberate lavorando sulle altre. Si trattava di almeno una decina di ore di lavoro, un tempo che non avevano. Decisero perciò di fare leva, forse avrebbe ceduto l'intera struttura di ferro in un solo colpo. Anche se c'era il rischio che il baccano si sentisse troppo lontano.

«Dobbiamo muoverci» commentò ansioso Leon all'ennesimo tentativo infruttuoso. Tomei lo squadrò serio piegando le labbra nel chiaro segno di voler riprovare con più decisione, la stessa decisione ce la mise anche Leon.

«Forza facciamolo di nuovo, come sul Festa» commentò Tomei prima di spingere, e memori del muro che avevano abbattuto sul monte, ci misero tutta la forza che riuscirono a trovare finché finalmente la struttura della finestra cominciò a cedere.

«Sta cedendo, sta cedendo» commentò Leon con un filo di voce.

«Dovresti dirmelo tu, chi sono» rispose la voce dal buio, mantenendo quel tono divertito.

Winderling mosse la testa cercando di cogliere i tratti dell'uomo che aveva di fronte a sé. Quella voce gli suonava familiare, però non ricordava in quale interrogatorio l'aveva già sentita.

«Non ho informazioni per voi» commentò Winderling, «è inutile che continuate a chiedermelo».

In quell'istante si percepì un rumore sordo, proveniente dall'esterno.

L'uomo nell'ombra non si scompose, si accovacciò anch'egli per guardare il capitano alla sua stessa altezza e commentò:

«Saranno i miei uomini che fanno baldoria, gli ho lasciato serata libera per la fine dell'anno».

Winderling capì così di avere di fronte un ufficiale di alto grado, e quello che più lo spaventò fu che significava che non ci sarebbero stati altri interrogatori, probabilmente lo avrebbero fucilato di lì a poco.

Leon e Tomei tacquero a lungo spaventati dal rimbombo che aveva fatto l'inferriata crollando; attesero, guardandosi l'un l'altro, sperando che nessuno avesse avvertito il colpo, dopo qualche minuto però cominciarono a sentire il vociare dei soldati che gozzovigliavano sul piazzale sottostante ed ebbero così conferma di quanto aveva loro detto Alfred sulla serata di fine anno.

Una volta guadagnato l'esterno della cella si ritrovarono sul lato corto della costruzione, l'edificio che ospitava la cella del capitano Winderling era di fronte a loro, e accanto alla sua porta era stata appesa una lanterna a gas.

Accostati alla parete strisciarono sino all'angolo dell'edificio, dal quale con una rapida corsa raggiunsero l'angolo buio del magazzino posto di fronte alla loro cella. Attesero alcuni istanti per verificare che non ci fossero guardie in movimento, quindi si mossero a carponi raggiungendo la porta che conduceva alla piazzetta, quella che avevano attraversato quando erano stati portati in cella tramite la lunga scalinata scavata nella roccia.

Accucciati sotto alla parete individuarono un posto di guardia sopraelevato ma deserto, una costruzione in ferro che superava in altezza il muro di cinta. Dopo alcuni secondi, un soldato intabarrato nella sua mantella spuntò dal percorso di ronda; lo videro camminare serio e compunto, avvicinarsi alla guardiola e sollevare gli occhi al cielo. Con tutta probabilità aveva avuto l'ordine di salire i cinque scalini per controllare la zona ad Est fuori dalla fortezza. C'era da immaginarsi però che il vento gelido e teso della valle spirasse proprio sopra il limite del muro di cinta offendendo ogni brandello di pelle non protetto che si fosse affacciato, perciò il soldato diede un paio di occhiate alle proprie spalle, forse per assicurarsi che non si accorgessero della sua disobbedienza, quindi, invece di salire gli scalini proseguì con il suo percorso costeggiando la parete.

Tomei e Leon si resero conto a quel punto di essersi nascosti proprio lungo il sentiero battuto dalla guardia, e abbandonando ogni attenzione si infilarono in un'apertura che li portò ad un terrazzino in cemento, oltrepassato il quale giunsero nello slargo che ospitava la garitta ad est dei magazzini, la costruzione in cui la guardia sarebbe tornata alla fine della ronda.

Tomei fece segno a Leon di attenderlo, quindi si lanciò verso la garitta sperando di non incontrare una guardia armata, e così fu, trovò invece la chiave esattamente dove gli era stato indicato da Alfred, la prese e ritornò dove aveva abbandonato Leon, proprio un attimo prima che la guardia terminato il giro, si affacciasse nuovamente al piazzale.

Dopo aver deciso che il punto migliore per la fuga, una volta recuperato Winderling, era proprio quel terrazzino, riguadagnarono il sentiero che conduceva alle celle per liberare il capitano Winderling. Sfilarono lungo la prima costruzione aggirando il magazzino a T giungendo infine di fronte alla porta della cella del capitano.

Non c'era tempo da perdere, il giro della guardia era troppo corto, anche contando anche la sosta nella garitta per scaldarsi.

"La serata libera per la fine dell'anno" pensò Winderling tra sé e sé ripetendo le parole che l'ufficiale austriaco gli aveva appena detto. "Era giunta quindi la fine di quell'assurdo 1917?" Commentò ancora, cercando di distinguere la figura dell'ufficiale nell'ombra. «Neues Jahr-neues Leben» gli urlò contro ripetendo poi in italiano «anno nuovo-vita nuova».

Chissà se sarebbe stata una vita nuova quella oltre il buio.

Tomei stava per infilare la chiave nella toppa quando sentì i versi del capitano e il suo rantolo sofferente. Si trattenne girandosi verso il soldato Leon, poi però si decise a completare il gesto: la chiave girava con dolcezza nella serratura e la porta si aprì lentamente lasciando penetrare un poco alla volta il chiarore della lampada a gas.

Winderling giaceva a terra in mezzo alla cella, era svenuto e accanto alle sue mani c'era la gavetta con la zuppa gelida. Lo presero per le braccia girandolo e cercando di farlo rinvenire. Aveva gli occhi pesti e le labbra gonfie, e quando aprì le palpebre il suo sguardo era perso, come se non capisse dove fosse, come se si aspettasse di svegliarsi da tutt'altra parte.

«Dov'è, dov'è?» farfugliò spaventato indicando l'angolo opposto della cella.

Leon e Tomei si girarono seguendo la direzione indicata dal capitano, la cella però era vuota, perciò pensarono che il capitano stesse avendo delle allucinazioni.

«Siamo noi capitano, Leon e Umberto. Riesce ad alzarsi?» gli chiese il tenente Tomei prima di voltarsi e ordinare al soldato Leon di togliere le chiavi e avvicinare la porta casomai arrivasse la guardia.

Winderling scosse la testa, e dopo che Leon si fu alzato poté verificare anche lui che in effetti non c'era nessun ufficiale dall'altra parte della cella, doveva esserselo immaginato, pensò, eppure... In quell'istante Leon fece segno di fare silenzio, il soldato di ronda si stava avvicinando, e presto sarebbe giunto di fronte alla cella.

Tomei raggiunse il compagno posizionandosi accanto alla porta d'ingresso della cella e si cominciarono a sentire i passi della guardia. Winderling era svenuto di nuovo.

«Non ucciderlo» disse Leon cercando gli occhi del tenente Tomei. Alcuni secondi dopo, insospettito dalla posizione accostata della porta, la guardia si avvicinò all'uscio spingendolo con il piede. La porta si aprì illuminando l'espressione assente del prigioniero.

Tomei afferrò la punta del fucile e strattonò dentro il soldato atterrandolo con un pugno pesante sullo zigomo. Quindi dopo aver legato la guardia tornarono dal capitano che stava rinvenendo in quell'istante.

«Riesce ad alzarsi?» Gli chiese ancora Leon.

Il capitano non rispose, non aveva la forza di parlare, ma i suoi occhi luccicarono d'una fierezza tale che Tomei e Leon seppero che si sarebbe alzato.

Il tenente Tomei legò la guardia e spense la lanterna prendendola con sé per un eventuale uso futuro, nel frattempo Leon aiutò il capitano Winderling ad alzarsi e tutti e tre, dopo aver richiuso la cella, si avviarono nel dedalo di viuzze della fortezza media.

Quando gli occhi si abituarono al buio, avevano già superato il magazzino e la celle in cui erano rimasti prigionieri Tomei e Leon, proseguirono perciò su sentiero della ronda fino alla deviazione che la prima volta gli aveva fatto scoprire il terrazzino. Giunti all'estremo del terrazzo però, scoprirono che oltre il parapetto c'era un salto di almeno cinque metri, e in fondo si notavano degli spuntoni e il filo spinato; non potevano pensare che il capitano riuscisse ad affrontare quella discesa nelle condizioni in cui era. Leon si propose di caricarsi il capitano sulle spalle, si sarebbe lasciato scivolare disse, avrebbero scivolato lentamente fino alla base della parete, e poi avrebbero affrontato insieme gli spuntoni e il filo spinato. In quella suonò l'allarme. Winderling, Tomei e Leon si guardarono cercando una qualche soluzione, ma non ebbero neanche il tempo di muoversi che vennero circondati da un reparto intero di fucilieri.

Furono legati con le mani dietro la schiena, e scortati nell'edificio con la lunga scala scavata nella parete rocciosa. Da lì vennero fatti scendere fino al piazzale della fortezza bassa, quindi, circondati dal reparto di fucilieri, attesero in mezzo al piazzale, mentre il sergente che comandava il gruppo di guardia che aveva scoperto il soldato, nella cella del prigioniero, si recava dai suoi ufficiali per avere il permesso di fucilare i fuggiaschi.

Come aveva detto Alfred, il forte stava cambiando comando, il giorno successivo il precedente comandante avrebbe abbandonato la fortezza per dirigersi in prima linea, mentre il nuovo comandante aveva il compito di allestire i treni con degli strani marchingegni che lo stesso ufficiale, un ingegnere meccanico, si era inventato.

Il sergente trovò perciò entrambi i comandanti intenti a festeggiare il capodanno e la notizia della tentata fuga parve loro come una specie di intermezzo divertente.

Mentre guadagnavano il piazzale il comandante uscente spiegò al nuovo comandante la questione dei tre prigionieri: i due italiani e il traditore che li guidava. Disse che nonostante l'intervento di due esperti in interrogatori, non erano riusciti a ottenere informazioni utili dal traditore, e che perciò ne era stata comandata la fucilazione per il giorno dopo, l'ultima sua incombenza al forte prima della nuova destinazione sul fronte. Il nuovo comandante, un ufficiale di complemento arruolato per le sue competenze tecniche più che per la sua funzione di comando, sospirò sollevato scoprendo che non avrebbe dovuto ordinare una fucilazione come suo primo compito nel nuovo comando, quindi commentò con vigore che i traditori erano proprio una spina nel fianco. Erano da preferire i nemici veri e propri che combattevano duramente, piuttosto che quelle spie che facevano il doppio gioco.

Quando si avvicinarono al cerchio di fucilieri questi si allargarono per permettere agli ufficiali di avvicinarsi ai prigionieri. Il silenzio in quell'istante sembrò dipingersi anche nelle espressioni dei soldati semplici, nessuno aveva voglia di fucilare qualcuno la sera di capodanno. Gli ufficiali si fermarono ad alcuni metri dai prigionieri rimanendo in una zona d'ombra, quindi il sergente spiegò loro che i tre erano stati arrestati mentre tentavano di fuggire calandosi dalla parete est della fortezza. "Una cosa comunque improbabile", pensò il comandante uscente, in quanto alla base di quella parete la linea ferroviaria era protetta dal filo spinato e dagli spuntoni acuminati. Mentre parlavano il capitano Winderling fece due passi avanti chiedendo di essere ascoltato. Un fuciliere gli si avvicinò colpendolo con il calcio del fucile sul costato. Nonostante il colpo Winderling non desistette e in tedesco chiese di essere fucilato, anche subito, ma pretese che i suoi soldati venissero trattati secondo le convenzioni di guerra.

Il fuciliere afferrò il prigioniero per il braccio rigettandolo all'indietro, in quella l'ufficiale che avrebbe preso il comando il giorno successivo, si mosse verso i prigionieri, arrivando nella zona illuminata dai fari elettrici. Winderling lo vide avanzare e lo guardò diritto negli occhi, il suo viso si allargò sorpreso.

Con un gesto rotondo l'ufficiale tedesco diede ordine di portare di fronte a lui il prigioniero, anche l'ufficiale tedesco aveva un'espressione incredula.

Non ci fu bisogno di dire nulla, Winderling si avvicinò lentamente e mentre muoveva il primo passo cominciò a piangere. Le lacrime gli rigarono il viso sporco e smunto, ma nonostante l'espressione sofferente e la barba lunga, il suo vecchio compagno d'università lo riconobbe immediatamente.

L'occhio allegro dei tempi dell'università certo non c'era più. Non c'erano più quegli occhi in nessun luogo in Europa. Però c'era l'andatura leggera, la testa piccola e le spalle diritte, ancora appuntite verso l'alto nonostante gli anni di guerra e gli ultimi giorni di torture.

«Riccardo» pronunciò l'ufficiale tedesco non credendo alle proprie parole.

«Dietrich» rispose Winderling, riconoscendo il vecchio compagno di studi all'università di Monaco.

Accanto a Dietrich giunse anche l'altro ufficiale comandante del forte.

«Conoscete quest'uomo?» gli chiese incuriosito.

Dietrich annuì in maniera tale che non ci fossero dubbi sull'amicizia che lo legava al prigioniero.

«Questo Milanese era mio compagno all'università di Monaco.

Per quanto riguarda i sospetti di tradimento, vi posso assicurare che vi state sbagliando. E riguardo al suo stato attuale, vi chiedo di attenervi alla convenzione dell'Aja circa il trattamento dei prigionieri, in particolar modo per quanto riguarda gli ufficiali».

Il comandante uscente osservò Winderling di sbieco, si rese conto che non era mai andato a controllare i prigionieri; c'erano quei due strani personaggi con i baffi alla prussiana preposti a farlo, e per lui era un problema in meno di cui occuparsi. Si avvicinò quindi per la prima volta a quell'ufficiale di cui aveva appena sentito parlare, e si avvicinò così tanto che Winderling poté sentirne l'alito alcolico.

«Quindi siete realmente un ufficiale italiano?» Chiese senza attendersi una risposta. Poi, rivolgendosi al sergente che comandava il reparto di fucilieri, gli ordinò di portare i tre prigionieri nelle stanze accanto alla mensa, e di chiedere al cuoco o all'aiuto cuoco di portare loro un pasto decente.

«Non sia mai che il forte di Franzenfeste venga ricordato come una prigione incivile», disse ridendo alla volta del collega ufficiale, poi prendendolo sottobraccio per riportarlo a festeggiare, aggiunse ad alta voce: «sopratutto se si tratta di un amico del nuovo comandante».

Winderling rimase immobile, incredulo. Avvenne tutto così rapidamente che non gli parve fosse vero.

Durante il tragitto per la cucina cominciò a sorridere, anche Leon e Tomei sorridevano.

Tra i suoi pensieri vorticosi erano emerse le parole di Calvi: "tutti abbiamo bisogno di un amico".

Il suo cuore si quietò, alzò gli occhi al cielo cercando le stelle tra le nuvole. Accanto a lui, il soldato Leon e il tenente Tomei borbottavano di buonumore.

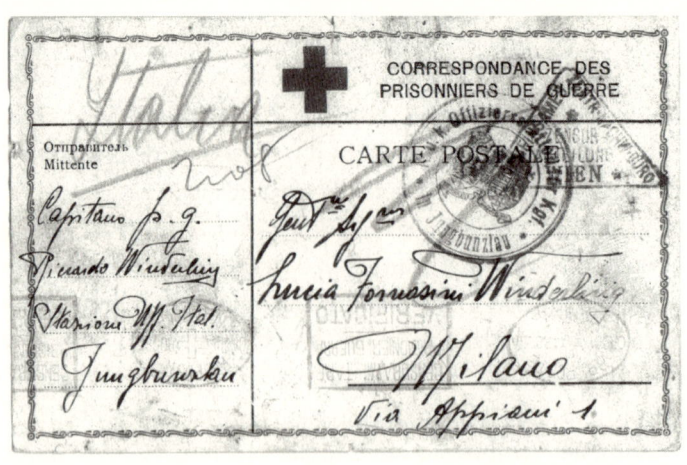

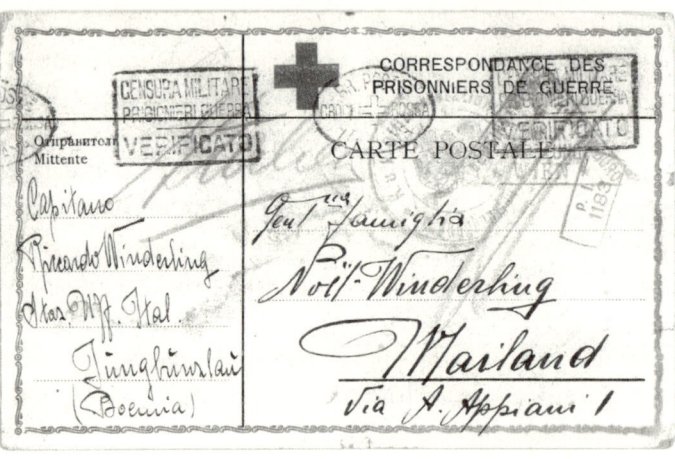

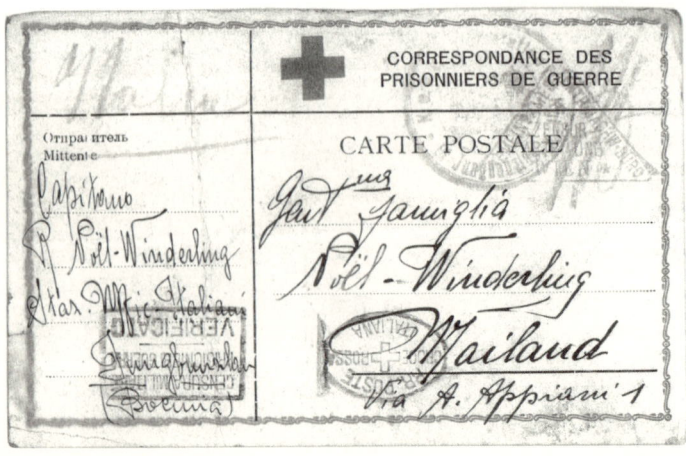

Epilogo

Il giorno successivo i tre prigionieri vennero inviati nella Boemia tedesca a Reichenberger, in un campo di concentramento per prigionieri russi, dove vennero ammassati in sconnesse baracche assieme a un centinaio di ufficiali italiani.

Giunsero all'ingresso del campo la sera dell'8 gennaio 1918, 62 giorni dopo aver abbandonato il forte sul monte Festa.

In quel campo trascorsero i mesi di prigionia, mentre i loro coetanei terminavano di consumarsi nei campi di battaglia di tutta Europa. Conobbero i tanti soldati russi per i quali il campo era stato costruito, e i molti soldati italiani che erano stati fatti prigionieri dopo la dodicesima battaglia dell'Isonzo. Conobbero la fame più profonda che prima di ogni altra arma avrebbe presto concluso la guerra, e conobbero la speranza di tornare a casa e la leggerezza del fatalismo, sentimenti che distillarono nelle poche cartoline che riuscirono ad inviare a casa.

Mammina mia! 12-luglio 918- 46° scritto – Accuso ricevuta d'una tua cartolina, una di papà ed una di Eugenie, tutte tre del 6/6, più una di Aldo ed una di Lucienne, entrambe del 21/5, nonché una di Mary del 22/5.

Le vostre espressioni in risposta ai miei scritti del 14 e 25 Aprile, le tue sopratutto, sorpassano i limiti. Appena avrai ricevuto in merito il mio telegramma dell'ultima decade di Giugno, al quale ho cercato, limitatamente allo spazio concessomi, di infondere tutta la commozione della mia riconoscenza. Ho subito qui per ordine superiore, un prima visita medica; le mie deficienza organiche furono constatate, ma il giudizio su di esse venne comunicato solamente all'autorità che l'aveva richiesto. Se esso esprimerà parere di invalidità ne avrò trasmissione fra circa un mese, dopo di che, subita una seconda visita e trascorso altro tempo, potrebbe aver luogo il rimpatrio. Tale almeno la procedura abituale. Ho fiducia, molta fiducia, dato che le mie deficienza sono ormai purtroppo tali da risultare evidenti anche a profani. Mammina mia, so di portarti con queste mie parole un conforto ed un dolore ad un tempo. Sopporta questo per quello, tanto più che questo è ormai di data remota, mentre quello viene ora per la prima volta a portarmi il suo soffio di luce. Con tutto l'affetto, con tutta la riconoscenza ti stringo forte, forte. Riccardo.

Carissimi! Attendo tuttora le vostre fotografie; il giorno del loro arrivo mi parrà riavervi qui tutti con me. A mia volta spedirò quanto prima la mia, ove mi vedrete, per ragioni igieniche, completamente rasato di barba e baffi. Ne potrete mandare una copia ad Alfredo se vi parrà utile agli effetti di quanto telegrafatovi nonché riportato nel mio 50° scritto. Corre voce che siano state costì un poco allentate le limitazioni nelle spedizioni pacchi. È vero? Nelle spedizioni di libri fattemi da Aldo credo di vedere la preoccupazione di evitare i manuali Hoepli (di cui al mio primo elenco di richiesta) forse perché tali edizioni non sono intonse. Se così è vi avverto che i manuali Hoepli arrivano qui regolarmente e che, per argomenti di carattere non sospetto (tecnica, agraria, arte, ecc.) sono accettate anche pubblicazioni di data posteriore al 1914. Nell'impossibilità di rispondere regolarmente agli amici che ricordandosi di me mi inviarono saluti ed auguri prego voi di farlo per me, ringraziandoli e scusandomi: Ettore Candiani (cartol. 25/1)- Famiglia Verga (Via G. Verdi 11- cartol. 21/2 e 3/4)- Anna Maria (cartol. 24/6)-Sig.na Rainoldi (S. Vittore 9 - cartol. 30/5)- Sig.ra Simonetta (cartol. 9/2) – Sig.ra Pedroni (cartol. 27/5) – Con tutto l'affetto, con tutto il desiderio! Vostro Riccardo.

Carissimi

Tra i medicinali accusativi in arrivo nel mio 52° scritto, i due liquori tonici sono estremamente ben accetti; fate pur un bis aggiungendo qualche po di bende, garze, cerotto, iodio, caffeina, guttaperca, ecc. non solo per mia eventuale necessità, ma per cooperare cogli altri colleghi di prigionia al impianto di un piccolo dispensario comune farmaceutico. Da costi potrete facilmente avere notizie del mio attendente alla cui moglie inutilmente scrissi già da tempo (Sabatina Guidi – Vignale Rio Torto. Prov. Pisa); egli si chiama C.R. Alpestri; lo smarrii la notte del 7 novembre e gradirei saperlo sano. Queste righe sono troppo brevi per la mia penna che non vorrebbe mai far stop. Un richiamo con dose raddoppiata al mio 37° scritto del 3 giugno possa esprimere qui a voi tutti la mia speranza e la mia fede per servirvene e prodigarla attorno a voi nei momenti di dubbio. Si af.to episodica e spesso meno contagiosa di certi acconciamenti morali. In vista della lentezza delle lettere fate uso di telegrammi e cartoline. Ho come si attende qui ogni giorno con ansia la posta. Bacissimi 25/8/918 55°

Note

1. GIULIANO CESCUTTI, PAOLO GASPARI, *Generali senza manovra la battaglia di Pradis di Clauzetto*, Gaspari, Udine.
2. TULLIO TREVISAN, *Gli ultimi giorni dell'armata perduta*, Gaspari Editore, Udine p. 64.
3. GIULIANO CESCUTTI, PAOLO GASPARI, *Generali senza manovra la battaglia di Pradis di Clauzetto*, op. cit., p. 88.
4. Ivi, p. 93.
5. Ivi, p. 90.
6. Ivi, p. 98.
7. Ivi, p. 99.
8. Ivi, p. 99.
9. Ivi, p. 101.
10. Ivi, p. 103.
11. Ivi, p. 198.

Stampato per conto della Gaspari Editore
nel mese di novembre 2017
presso Poligrafiche San Marco, Cormons, Gorizia